空飛ぶドクター

ママさんフリーランス医師の僻地医療奮闘記

渡辺由紀子
Yukiko Watanabe

かざひの文庫

はじめに

今日もいろんな、飛行機の窓から見える「空」は美しい。

海の青と一体化したような、雲ひとつない真っ青な空、もこもこと巨大なわたあめのように見える雲、ピンク、オレンジ、赤と美しく変色していく夕陽……すべてがわたしの心を癒してくれます。

空を見上げ、空そのものや、季節で様々な姿を見せる雲を眺めることは、仕事や子育てに追われ、目まぐるしく過ぎていく毎日の中で、一服の清涼剤のような癒しの時間でした。

飛行機に乗って忙しく全国を飛び回るようになった今は、地上からだけでなく、雲の上からも空を見ることができます。飛行機ではできるだけ窓際席に座り、夢中で写真を撮り、SNSにアップするようになりました。

その写真がきっかけで、この本を書く機会に恵まれるとは……。

003

PROLOGUE

はじめに

わたしにとって「空」はひとつの「キーワード」なのかもしれません。

消化器内科を専門とする医師となり、25年以上の年月が経ちました。

振り返ってみると、あっという間の日々でした。わたしの医師生活は、他の方よりだいぶ変わっているかもしれません。

その経歴は自衛隊の医官で始まり、防衛省退職後、次の就職まで2年くらい、色々な仕事をしてみたいと飛び込んだのがフリーランスの世界。性に合っていたのか、もうすぐ7年目。今は、年に200回も飛行機に乗って、また、時には新幹線や特急を乗り継ぎ、全国の僻地の病院を飛び回る「空飛ぶドクター」となったのです。

わたしは、昔から医師になろうと思っていたわけではありません。親類縁者にも、医師看護師はおろか、薬局勤めも含めて、医療関係者は全くいません。小さい頃の夢は後述しますが「絵描きさん」、小学校の頃は学校の先生でした。そして、中高と世界が広がるにつれ、日本と外国の掛橋として働ける外交官を目指すようになりました。それがなぜ、日本国内を飛び回る「空飛ぶ医師」となったかというと……。

あることがきっかけで医師を目指すことになり、そして「総合臨床医」という、なんでも診られる医師になりたいと漠然と思い、結果、僻地でも通用するようなスキルを持つ医師となったのです。

ここに至るまで、本当にたくさんの人に導かれ、支えられ、人生の大事な岐路には、必ず背中を押してくれる人たちが現れました。その中には、もちろん夫も含まれます。

もし、これらの人たちが、わたしの人生からひとりでも欠けていたら、今は全く違う職業をしていたかもしれませんし、なによりも、今の楽しい家庭や大切なふたりの娘と出会うこともなかったかもしれません。人生って、つくづく面白いなと思います。

本書では、わたしが医師になろうとしたきっかけから、全国を飛び回るまでの軌跡、そして、僻地で感じたこと、これからの日本の医療の未来について考えることを記しています。

「空飛ぶドクター」となって約7年、本当にいろんなことがありました。

楽しいこともつらいことも……。当直明けに、鏡に映る、ぼろぼろの自分の姿にげんなりすることもあります。どうしてこんなに頑張らないといけないのかと。

でも決して、逃げ出したいと思うことはなく、すべては「誰かのために」という思いで、がむしゃらに医療に向き合ってきました。

ありがたいことに、ご縁があって、赴くことになった北海道内のいくつもの市町村や種子島をはじめとした離島、他にもたくさんの地域がありますが、どこの病院でも、毎回多くのことを、勉強させてもらっています。

実際、現地に足を運んでみると、その地域が抱えている問題は、思っている以上に深刻なのだと、実感させられました。

この本を手に取っていただいた皆さまには、各地の医療環境の現実を知っていただくとともに、ご自身の健康について、少しでも考えるきっかけになっていただくと幸いです。

また、現役の医師や今後医師を目指す方たちには、こんな働き方があるんだということ、そして、僻地医療への興味を持つきっかけのひとつになってもらえると嬉しく思います。

どうぞごゆっくり、わたしと一緒に空を飛んでいるような気分で、お読みください。

CHAPTER 1

わたしがドクターになるまで

CHAPTER 2
フリーママドクター誕生！ 全国を飛び回る！

CHAPTER 3

フリードクターの楽しみと葛藤

CHAPTER 4

これからの僻地医療に思うこと

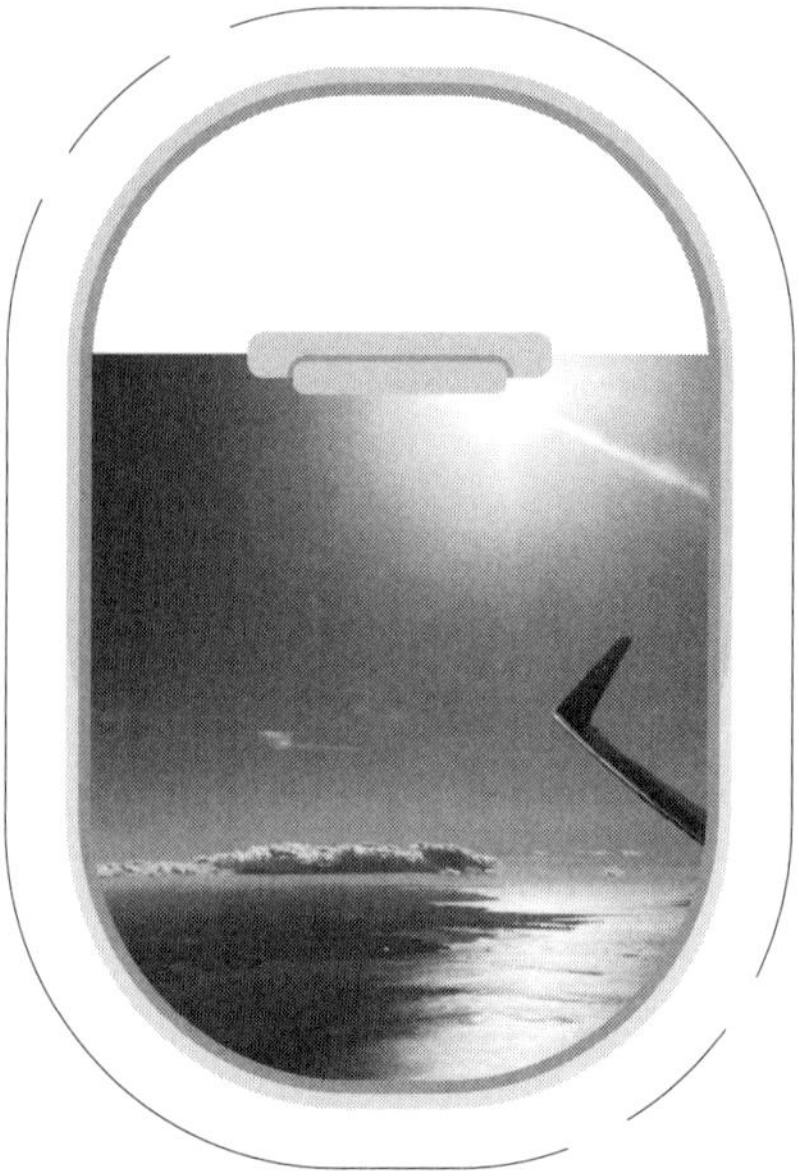

CHAPTER 1

わたしが ドクターになるまで

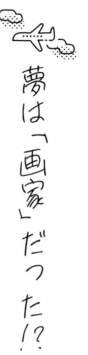

夢は「画家」だった!?
～子供の頃のわたし

わたしは東京で生まれ、埼玉で育ちました。

『翔んで埼玉』という、埼玉をこれでもかとディスりまくる、破天荒な漫画が映画化され大ヒットしていますが、特にネガティブな思いはもたずに、すくすくと育ちました。

埼玉といっても都内まで、電車ですぐの地域だったので、ちょっとした買い物は都内で済ませていましたし、かかりつけの病院や歯医者も都内にあり、通っていました。

さらに、中高時代は都内の学校に通っていたので、ほとんどその境界線を感じていなかったのかもしれません。

性格はどちらかというと、男勝りなほうで、あまり女の子らしくありませんでした。ふたつ下に弟がいたので、その影響も大きかったと思います。近所の男の子としょっちゅう喧嘩したりして、もちろん勝つのはわたし！　そのおてんばぶりに、両親もやきもきしていたことでしょう。

体を動かすのも大好きで、学校のクラブ活動は、水泳部や陸上部に所属。水陸両用で、活発に過ごしていました。その名残りは今でもあって、仕事の合間を見つけては、散歩に出かけたり、プールに泳ぎに行ったり。家から近い職場には自転車で通勤しているので、余裕があると、わざわざ遠回りをして、新しい道を探索しながら、帰宅したりしています。

また、絵を描くことも好きな子供で、小学校の写生会では賞を取るほどでした。

実は幼稚園の頃の将来の夢は「画家になること」だったのです。これを言うと、

「昔から医者になりたかったわけじゃないのね」

とよく驚かれますが……。そうなんです。この頃はまだ、医者のイの字もわたしの中に

ありませんでした。

「昔から、勉強がよくできたんでしょう?」

こんなこともよく言われます。

たしかに「昔は」よくできる子でした。あえて「昔は」と強調させてもらいますが、あの頃は今よりも、記憶力が抜群に冴えていましたから。これぞ、若さの特権ですね。

勉強自体は、好きというよりは、要領よくやっていた、と言ったほうがいいかもしれません。授業で聞いた内容は、だいたいその場で覚え、理解していました。だから、家でがむしゃらになって勉強したということはなく……。

だからといって、全く勉強しなかったというわけではないです。テスト前は、いつもより1時間以上早起きして、一通り復習をしてから、学校に向かっていました。

ただ普段から、睡眠時間を削って、夜中まで勉強するということはなかったです。眠くなったら寝るという子供だったので、睡眠はたっぷりとっていました。

今にして思えばこの「よく寝る」というのが、秘訣だったのかもしれません。

眠い中、夜中まで起きて勉強していても、効率が悪いはずです。朝のほうが、頭も冴え、すっきりして、いろんなことがよく頭に入ります。この早起きのおかげで、テストの時も、開始時間には、頭の回転が絶好調になって、いい成績が取れていたのだと思います。

こんな感じで、マイペースに勉強をしてきていたので、勉強のコツや技は、特に持ち合わせていません。わたしには、ふたりの娘がいるのですが、自分では上手に教えてあげられないという、残念なことになっています。

あとはとにかく、本をよく読む子供でした。

幼稚園の頃になると、読み聞かせしてもらうことが大好きで、小学1年生になると、その読んでもらっていた本の「大人が子供に読み聞かせる際の注釈」の部分も読んでいました。

近所に毎週「あおぞら号」という移動図書館が来ていました。小学校低学年頃までは、それをいつも楽しみにしていて、毎回3冊まで本を借りていいので、必ず3冊借りて、読んでいました。

中高時代になると、学校の図書室にも、足しげく通いました。

図書室はわたしにとったら、パラダイスでした。山ほどある本を好きなだけ読んでいいなんて、ディズニーランドにも負けないくらいの夢の国に見えていました。

昼休みと自宅で読書に勤しみました。その頃から本を読むのが早く、文庫なら30分ほどで読んでしまうので、気が付けば、中高の図書室にあった文学系の小説は、すべて読み切っているほどでした。

当時読んだ本の中で、特に心に残っているのは、『赤毛のアン』で有名な、カナダの作家・モンゴメリの『青い城』です。主人公や物語に感情移入して、ボロボロ泣きながら、夢中になって読みました。

その本を、大人になって読み返す機会があり、あの頃のように、ボロボロ泣きながら読むのかなと思っていたら、これが全く泣けませんでした。

「えー、どうして?」と自分でもびっくりしたほどです。

あの時、なんであんなに泣いたんだろうと、当時の自分の気持ちが、全く理解できませんでした。

やはりその年齢によって、感じ方は違いますものね。子供の頃に読むべき本は、その時に読んでおいたほうがいいのだなと実感した出来事でした。

医学を志した瞬間

～父の闘病とわたし

学生時代、図書室の本を読み切るほど、読書に夢中になっていたわたしですが、それと同じくらい好きだったのが「英語」でした。

今でこそ、インターネットが当たり前の時代となり、ＳＮＳでは様々な国の情報が、いいことも悪いことも瞬時に入ります。当時は外国の方と接する機会は、ほとんどありませんでした。

わたしにとっては、テレビアニメの『アルプスの少女ハイジ』を見て、スイスに夢中になったのが、外国への憧れの原点だったかもしれません。

小学生の頃、近所に「日本一輪車協会会長」のイスラエル人一家が引っ越してきて、仲良くなり、外国との垣根を感じなくなりました。

学校の教科書や副読本の丸暗記では飽き足らず、次にわたしが夢中になったのは、「タイプライターで英文を打つこと」でした。タイプライターなんて、なんだか時代を感じますね。

その頃ちょうど、母の知人からタイプライターをもらい、パンチングのカタカタがとても楽しかったので、色々打ってみたくなり、アメリカ大統領・リンカーンの就任演説の英文やキング牧師の演説の英文をカタカタ打っては、それらを暗唱して、英語を楽しんでいました。

そもそも、「語学」自体に興味がありました。

大学では第二外国語としてフランス語を学びましたが、一時期、朝のラジオでドイツ語、イタリア語、スペイン語、ロシア語の基礎講座を聞いて、簡単な会話ができるようになりました。

個人的にアラビア諸国が好きなので、アラビア語も挨拶くらいはできます。フィジー語もできますよ。語学は多文化に触れる第一歩なので、とても面白いです。

高校生になって、文系のクラスを選んで「外交官」になるという夢に向かっていましたが、その瞬間は、突然やってきました。

それは、高2から高3になる春休みの時期でした。

父が突然、脳内出血で倒れたのです。

時計工場の工場長をしていた父。それまで、毎日元気に仕事に通っていたので、まさに青天の霹靂でした。

その日から、生活が一変しました。学校が終わるとその足で病院に向かい、1時間ほど父のベッドサイドで勉強をしてから家に帰る毎日になりました。

わたしは、本当にお父さん子でしたので、とてもショックを受けました。

父は中卒でしたが、とても優しく、頭のいい人でした。父の父が若くして亡くなったため、高校を中退して工場で働き、弟と姉妹たちを養っていたのです。

小さい頃からわたしの面倒をよくみてくれて、日曜日には車で行ける色々な場所に連れていってくれました。小学校に上がると、アルファベットを教えてくれたり、国語や算数のワークブックの丸つけをしてくれました。

「早く元気になってほしい。前と変わらない父に戻ってほしい」

と願いながら、毎日お見舞いに通いました。

父が心配で学校で泣いていたら、担任の先生がスクールカウンセラーとの面談をアレンジしてくれました。高3の1年間の学費は、日本育英会で借りる手配もしてくれました。あとでも書きますが、友人たちもなにかと気にかけてくれ、様々な機会に助けてくれました。

この時も周囲の人たちのおかげで、わたしは高校を続け、卒業することができたのです。

しばらくして、父は退院して家に帰ってくることができました。

社会復帰は難しかったですが、会話をしたり、食事をしたり、杖をつきながらであれば、近所を散歩するほど回復したのです。それなのに、しばらくしてまた、再発……。

それからは、ほぼ寝たきりとなってしまいました。

父が病気になってから、主治医から病状説明を聞く機会が、何度かありました。

主治医は丁寧に噛み砕いて話をしてくれましたが、当時高校生だったわたしには、お互いに共通言語でスピーディーに会話を進められないことが残念で悔しく思いました。

そこで初めて、わたしの中に、

「医学の勉強をしてみたい」

という気持ちが沸き上がりました。

医学を勉強すれば、この状況をリアルに受け入れられ、もっと父に寄り添える気がしたのです。

これが、わたしが医学部に入ろうと思った瞬間です。本当のところは「医学部で医学を学ぼう」と思っただけで、「医師になろう」とまでは思っていませんでした。それでもこれが医師への道に歩み出した瞬間でもありました。

受験までは、1年を切っている時期でした。その時わたしは、法学部を目指すつもりで、勉強を始めていました。それなのに一転、理系の頂点ともいえる医学部も目指すことに。普通に考えたら、今からじゃ遅いと誰もが思うでしょう。

それでも「やってやれないことはない！」という、わたしの向こう見ずなチャレンジ精神がさく裂し、医学部について調べ始めるのです。

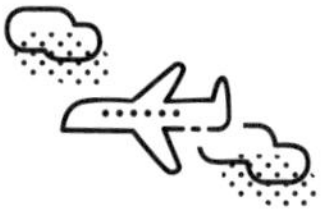

いよいよドクターの卵に！
～総合臨床医を目指して

文系の志望校はそのままに、医学部も受験したいというわたしの思いの前に現れたのが「防衛医科大学校（以下、防衛医大）」でした。

防衛医大は、文部科学省管轄の大学ではなく、防衛省管轄の施設等機関になりますが、通常の医科大学と同じ扱いとされています。入学する学生は皆「自衛隊員」の身分となります。

大学の場所も隣市である埼玉県所沢市で、受験料は無料でした。

防衛医大の場合、大学入試が国家公務員採用試験という扱いになるため、無料となっているのです。

さらに、受験時期が10月で、他の大学と大きくずれていたこと、共通一次（現・大学入学共通テスト）が始まる前に、受験ができるということも、魅力的でした。

ただし、受けるのは簡単ですが、そもそも文系志望のまま理系の大学に受かる確率はあったのか、というところが問題です。実はわたしの母校は女子校ですが、理系に強い学校でした。その分、文系科目の日本史や世界史は、入試直前でもまだ教科書が3分の2しか終わっていないという有様でしたが……。

防衛医大の理科は2科目でした。

わたしはもともと化学が好きで、中高の文化系部活は化学部に入っていたほどで、共通一次のためにもしっかり勉強していたので、あと1教科足すだけです。理系に強い母校では、高校の「生物」を中3までに学び終えていたので、その時の生物のノートを、受験日の朝に会場に向かうバスの中で一通り読み返しました。

数学については、文系のわたしは、数Ⅲの授業を選択していませんでしたが、防衛医大の数学の入試問題は、4問のうち、1問が数Ⅲでした。そこで、その問題は最初から解かずに、それ以外を完璧に解答しようと、開き直ったのです。

結果、なんと首席合格でした。

まずは、医学を学ぶ権利を得たのです。

元々の志望校であった東大文Ⅰにも、学費免除の成績で合格しました。

いざ、両方入学の権利を得ると、外交官になる夢を果たすため文Ⅰに行くか、父の病状をより理解し、助けになるため医学部に行くか、とても悩みました。

悩み、信頼できる人たちに相談し、外務省に見学にも行くという、悔いのない行動をした結果、自らの意志で、まずは医学を学ぶことを決意し、防衛医大に進学を決めたのです。

東大には、入学手続き書類をもらいに行った翌日に入学辞退の連絡をしましたが、入学式の入場券は手元に残ったので、武道館での式だけは出席しました。

なお、父が倒れたため学費が払えなくなり、高3の1年間は日本育英会の奨学金で学校に通い続けたのですが、生活費の足しになるよう、母のパート先の会社の商品配送の宛名書きの内職もしていました。

この時、毎週1回、受験勉強のために午後の授業のなかった月曜日に、教室に机を並べて、勉強ではなくわたしと一緒に宛名書きの内職を手伝ってくれた仲間たちが、皆東大に合格したのは、とても嬉しかったです。

こうして、わたしは医大生となり、ドクターの卵となりました。

防衛医大を選んだ理由のひとつは、総合臨床医を育成するという触れ込みだったからです。

そもそもわたしが医学部を志したのは、闘病中の父の主治医の話を、もっと早く正確に理解するために、共通言語になる「医学」を学ぼうという気持ちが強かったためで、総合臨床医という言葉を知った時には「これだ！」と思いました。

総合臨床医とは、性別年齢に関係なく急性期から終末期、内臓疾患や軽度の外傷まで多岐に渡って診療、治療を行う医師のことをいいます。

今でこそ、多数の大学で総合臨床医の必要性を謳い、その育成が増えてきていますが、当時これを行っていたのは、母校の防衛医大と栃木県にある自治医大だけでした。

　都市部の大学病院であれば、専門分野を極め、治療に当たることも大切です。でも、地域医療などにおいては、小さな診療所に様々な症状の患者さんがやってきます。その外来を担うには、幅広く知識を持ち、内科であっても、ちょっとした外科手術まで行える人材のほうが重宝されます。

　また総合臨床医の側面として、患者さんやその家族の生活環境も理解し、それらを念頭に置きながら解決策を提案したり、病気になる前の予防について啓蒙したりすることも、その仕事のひとつとなります。さらに、在宅医療などでも、総合臨床医の力は発揮しやすくなるのです。

　もともとは父の主治医の話をより深く理解したいがために医学の道を志し、総合臨床医という存在を知って、その道を迷うことなく突き進んできたわけですが、図らずとも今のわたしの「空飛ぶドクター」の原型が、入試の時点で、すでにできつつあったということは、とても面白く感じます。

わたしを医学の道に進ませた父は、大学6年生の時に亡くなりました。闘病中、防衛医大のリハビリ科に入院していたこともあり、教授にも事情は話していたので、「自分でお父さんの介護をしなさい」と言っていただき、本当は学生寮で寝泊まりしないといけないところを、院内リハビリ病棟で寝泊まりした時期もあります。夜通しの介護と勉学の両立は非常にきつかったですが、貴重な経験となりました。

医師として、父に治療をするなど、直接的な医療行為はできませんでしたが、医学生になってからは、父がどんな状況でどんな治療をしていたかは、手に取るように理解できていました。それは医学の勉強をしたおかげであり、蚊帳の外ではなく、その状況を分かった中で、最期まで父のそばにいてあげられたことは、当初の目的を果たし、親孝行もできたのではないかと思います。

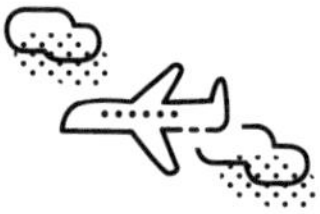

陸上自衛隊の医官になる
～長野オリンピックの支援

医学部は6年間通います。

防衛医大の学生は、将来「医師」たる「幹部自衛官」となるため、医学の勉強の他、自衛官としての訓練の時間も、結構長時間、設けられています。

大学時代、普段経験できない訓練をいくつも受けました。この時の経験が、その後のわたしの、どんな僻地に行っても、へこたれずに仕事ができる「ど根性」を形成したといっても過言ではないでしょう。

さらに、寮生活で勉強も忙しく、体育会系のクラブ活動も必須という、なかなかハードな学校でしたので、世間一般の大学生とは全く異なった生活をしていました。

無事に6年間で大学を卒業したあとは、初期臨床研修医として2年間、自分の選んだ専門分野以外にも様々な科を回っていきます。この2年間は大変ですが、自分のスキルを磨くとてもいい時間でした。整形外科や耳鼻科では、手術の術者もやらせてもらえました。これがのちのち、僻地医療にも生きていきます。

現在すべての医師が、初期研修時に全科を研修するシステムとなっていますが、当時は、卒業時に選んで所属する、医局の専門の科しか研修しない制度でした。「スーパーローテート」と呼ばれる、全科研修システムは、防衛医大しか導入していませんでした。

また、大学卒業時に、陸海空の自衛隊に所属を決めるのですが、わたしは陸上自衛隊医官として、初任実務研修のあとは、長野、新潟、群馬を管轄している12師団（現12旅団）に配属され、群馬県の衛生隊の小隊長となりました。

時は1998年、長野オリンピックの年でした。

国家行事や地方行事では、たくさんの自衛官が、設営や警護に駆り出されます。

長野オリンピックでは、12師団がオリンピック支援団を編成し、会場の準備設営に当たっていました。たまたまそこに配属されていたわたしは、仲間の医官たちと長野オリンピックという大舞台を担当することになったのです。

仕事内容としては、主に隊員たちの体調管理です。怪我をしたり病気になった隊員の治療などにあたっていました。実際のオリンピック期間は2週間ほどでしたが、その前の準備と片付けも含めて、およそ6週間前後、現地に滞在しました。

治療場所は現場です。衛生隊は動く部隊なので、道具や薬品を持ってどこにでも行き、その場で救護所を開設して治療を行います。長野オリンピックでは「巡回治療」といって、あちこちに点在する隊員たちの仕事場や宿舎に行き、診療をして回りました。

医官、准看護師、ドライバーでチームを組み、3チームがオリンピックに派遣されました。わたしのチームは、長野市内の本部を担当し、飯綱地区と行ったり来たりしながら、診療をしていました。当時、インフルエンザが大流行し、白馬地区を担当していたチームも感染して全滅したため、急遽、群馬から上司の師団医務官が本部に来て、わたしたち本部チームが、白馬へ行くことになりました。

白馬地区ではスキーの大回転の会場を作っていました。

わたしたちは基本、隊員が作業しているところに行かなくてはいけないので、設営中の雪山を登ったり下ったりしながら、隊員たちの様子を見に行きました。スキーが全く滑れなかったわたしが、毎日、巡回診療で転げ落ちているうちに、1週間後には、まがりなりにも滑れるようになりました。

余談ですが、実はこの年は雪が少なく、隊員たちはとても大変な思いをして、設営を行っていました。今でなら簡単に機械で雪が作れますが、当時は雪が積もっている場所から、人の力で運ぶという、人海戦術作業だったのです。

「スノースクラム'98」と作戦名をつけて、のべ9000人が作業にあたっていました。

今年の夏休みに、家族で白馬に旅行をして、スキーのジャンプ台を見に行ったところ、中にオリンピック記念館がありました。ノルウェーのゲストハウスを改築しており、中には選手が実際に使用したスキー板、スーツや、金・銀・銅の各メダル、写真等の展示もあり、とても懐かしく、それまですっかり忘れていた当時のことを思い出しました。

ちなみに12師団（現在は旅団）は、別名「空中機動師団（旅団）」といいます。衛生隊員が傷病者を救助に行く時も、「リペリング」といって、ヘリコプターからロープでぶら下がり、患者と自分を結び付けてまたヘリコプターに戻ります。第12衛生隊の隊員はこの訓練を受けています。

のちに所属することになる立川駐屯地にも、立川と並ぶヘリコプター基地である木更津駐屯地にも、はるばる群馬から隊をあげて訓練に通いました。

今振り返ると、初級幹部として最初の一歩から、「空飛ぶ」基盤はできていたのかもしれません。

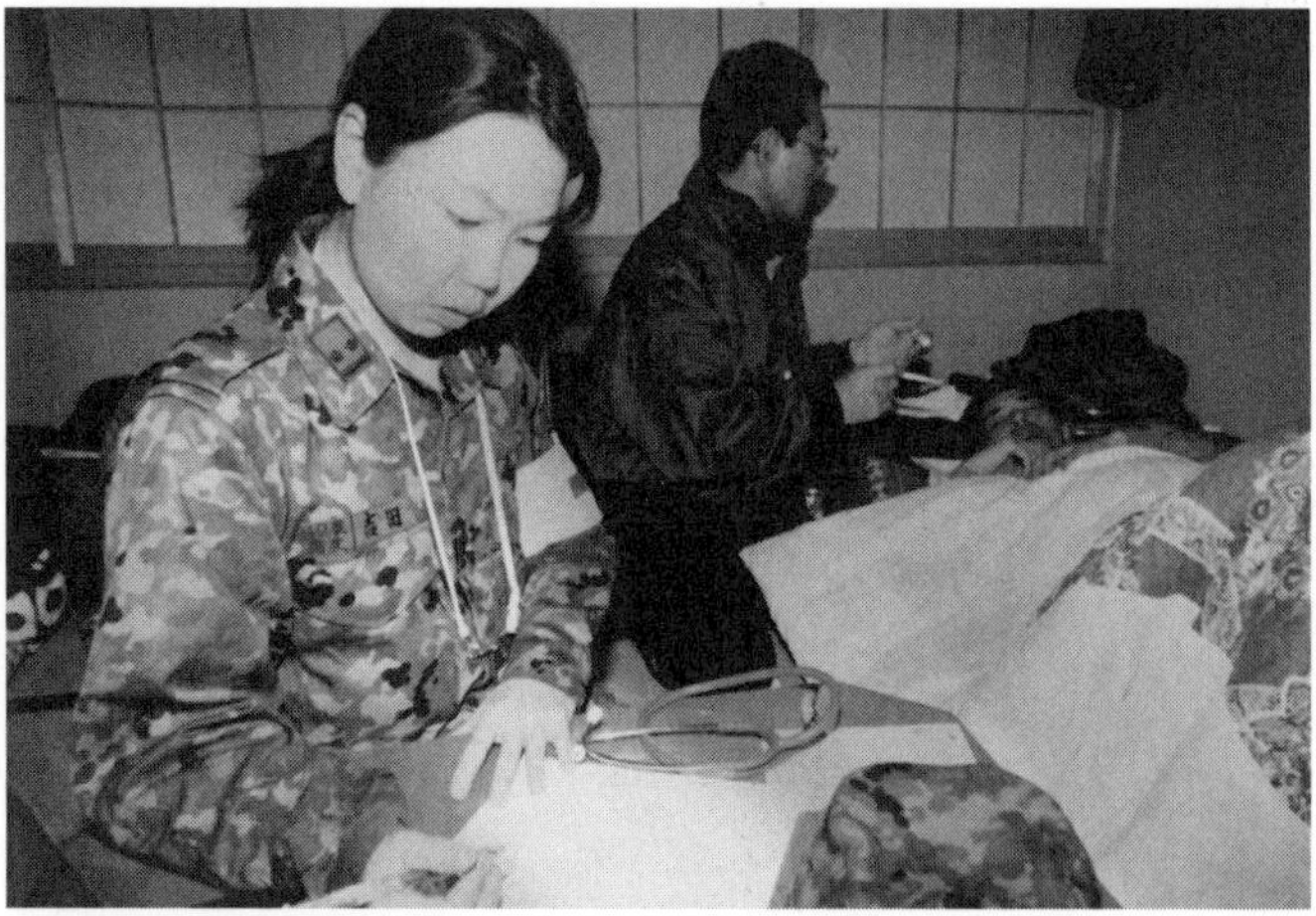

長野オリンピック支援
ほぼ全員がインフルエンザ感染した白馬地区で、隊員が宿泊している部屋で巡回診療中です

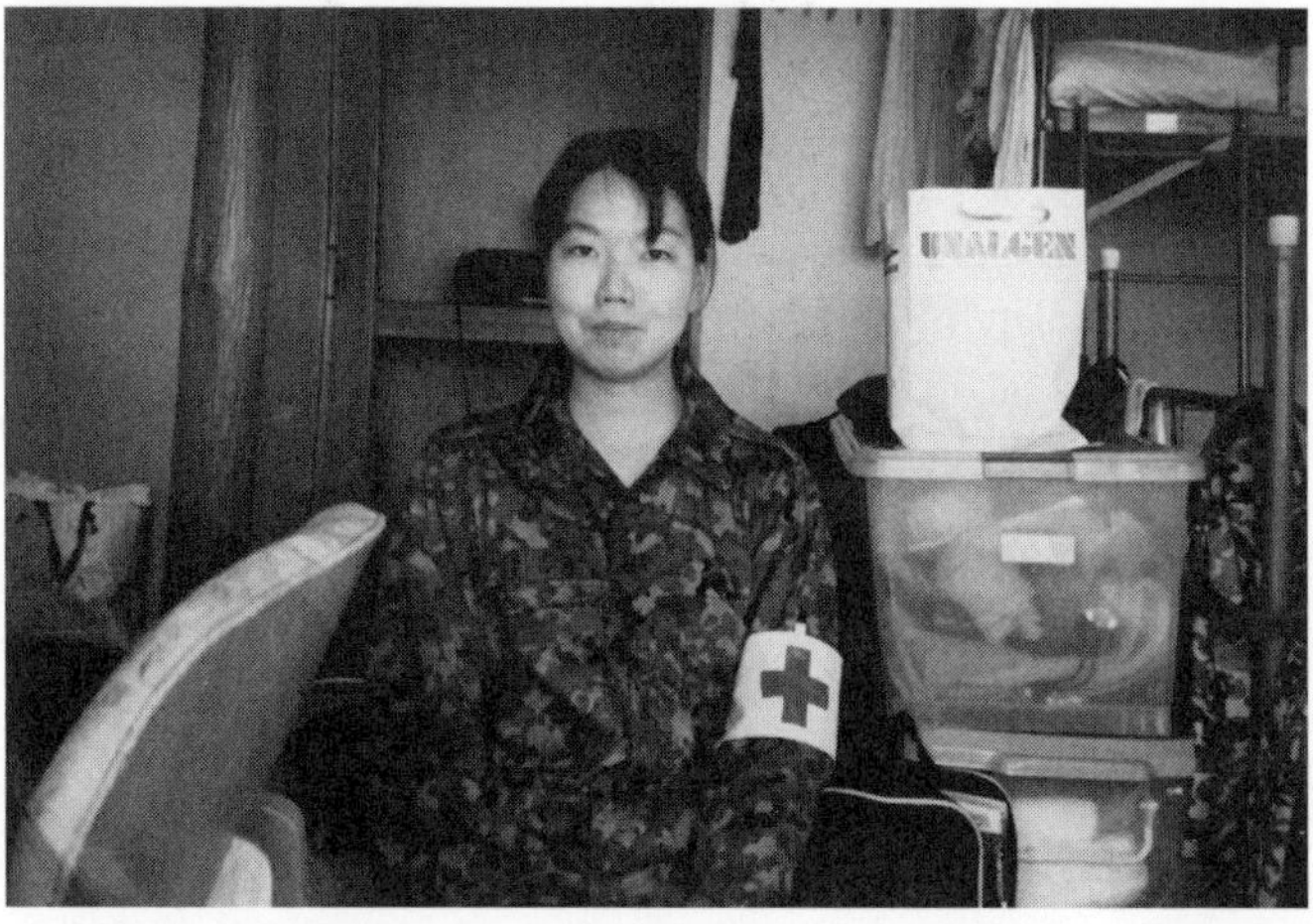

赤十字腕章をつけての救護活動は、診察道具や薬品を携帯して、どこにでも行って、どんな場所でも診療をします

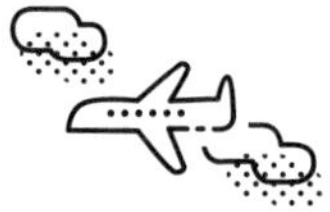

女性として女医として
～結婚、大学院へ

2年間の部隊勤務が終わると、次の2年間は大学に戻って後期研修をします。

ここで専門分野の知識を深めます。初任実務研修の2年間のうち、半年研修した「消化器内科」の臨床と研究に、2年間じっくり専念します。

消化器内科を選んだ理由は「一番患者さんが多い科だから」でした。

もともと防衛医大に行った理由も、総合臨床医を育成するということだったので、何かの医者になりたいというよりは、総合的になんでもできる医師になりたかったのです。

ちなみに外科を選ばなかったのは、電気メスのにおい、そして閉所恐怖症気味で、密室が苦手だったからです。

消化器内科とは、口から肛門までの消化管（食道・胃・小腸）や、肝臓、胆のう、すい臓などを診療、治療する科です。内視鏡（胃カメラ）を使って胃がん検査や、ポリープ切除、がんの切除まで行います。内科ではありますが、比較的外科に近いかもしれません。

衛生隊勤務時や駐屯地医務室勤務時も、所属していた部隊が胃カメラを持っていたので、隊員の検診をよくしていました。

部隊勤務時も、週に1～2回程度ですが、大学で臨床や研究をする時間をもらえました。先輩に誘われて、東海大で1年間だけでしたが、胸部外科の先輩と肺がんの研究もしました。今ではコロナですっかりメジャーになったPCR検査なども、当時やったりしていました。

昔のPCR検査は、手作業でゲルを作成し、PCRは数時間回し、撮影するという気の遠くなるような作業でしたが、今はすべて自動化されています。

実験結果を元に論文を書くのは、また医学を別の側面で捉えることのできる、有意義な時間でした。

そもそも、防衛医大出身の医師は、部隊で働かなくてはいけないため、普通の医師より研修時間が少なく、実際の患者さんを診る時間にも限りがありました。

そのため、このような週1～2回、大学や近隣の病院に通って、臨床や研究を行う「通修」と呼ばれる、研修機会が設けられているのです。

2年の専門研修が終わると、また部隊へ行きます。

次に配属されたのは、東部方面総監部でした。関東甲信越地方および、静岡県一帯の防衛警備や災害対応、国家行事への対応などを担う東部方面隊に編成される組織で、東部方面総監を手助けする部隊です。その中でわたしは、方面医務官付方面衛生隊準備隊に所属し、東部方面衛生隊の設立準備をしていました。

この頃並行して、大学院の受験の勉強もしていました。

防衛医大の大学院は、大学を卒業してから7年目に受験する資格を得ます。そして入学はその年の10月でした。

大学を卒業して7年目となると、年齢は30歳を超え、女性としては、これからのキャリアか自分の私生活を充実させるか、悩む年齢になります。

わたしは小さい頃から、結婚自体にはあまり興味はありませんでしたが、自分の子供は欲しいと強く思っていました。

産むなら、高齢出産になる前の「35歳まで」とだけは思っていました。

でも実際は、大学院で勉強を続けたい、海外留学もしてみたいと、キャリアへの思いも膨らむばかり……。

大学院の3年目には、留学制度もありましたので、中高時代の「いつかは英語を使って、外国で仕事がしたい」という夢が、もう目の前に迫っていました。

医学生時代も研修医時代も、医学の学びの場では男女の区別は全くなく、同等に学び、働いていました。それが、当時の自衛隊の部隊では、明らかに女子は区別されていました。

米軍への留学制度に応募しようとして、女子自衛官は前例がないと却下された時は泣きました。

大学院時代の「留学か出産か」の悩みも女だからでした。男性医官は何も悩まず、奥さんを連れて留学し、奥さんは現地で出産、子育てをすることができます。なぜ、女だけがどちらか片方を選ばなければならないのかと、理不尽に感じました。

夫は自衛隊所属の歯科医官でした。

出会いは、自衛隊の中で行われる、上級幹部としての研修で一緒になったことでした。すぐに「ビビビ！」ときたわけではありませんでしたが、穏やかで優しい人だなという印象は持ちました。

当時わたしは、朝霞で仕事をしており、彼は御殿場で勤務だったので、まずは遠距離恋愛から始まりました。忙しい中を縫っての週末デートは楽しく、付き合い始めてから、ほどなくしてプロポーズをされました。

突然、人生の岐路の選択を迫られたわけですが、迷わず、イエスと返事をしました。

正直、35歳までに子供を産むためのタイミングとしても、よかったのでしょう。

結婚はタイミングと言いますが、本当にそうだと思います。ただ、本当に嫌いな人だったら、もちろんプロポーズは受けていませんでしたが……。

こうして、2002年の9月に結婚式を挙げ、10月に大学院に入学したのです。

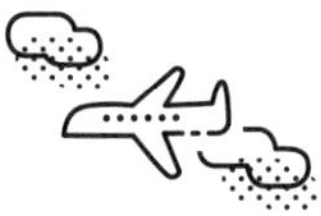

わたしの大切な宝物
～長女の出産と初めての育児

結婚生活は、週末婚で始まりました。

結婚後に、御殿場勤務の夫のほうが異動希望を出して、半年ほどして朝霞勤務となり、同居が始まりました。

わたしは大学院、夫は仕事が忙しかったので、甘い結婚生活とは程遠いものでしたが、いつでも顔を合わせられる距離にいられるのは、とても安心できました。

大学院は4年あるのですが、この間だけは、部隊からまるっきり離れて、勉強に専念できます。専門とする消化器内科の教授から、基礎医学の免疫学講座で学ぶように言われ、国際感染症学講座に所属しました。なので、わたしの医学博士号は国際感染症学専攻です。

そして、同居してからほどなくして、妊娠。32歳の時でした。わたしは大学院2年の時に、出産をすることになったのです。

妊娠出産は、昔からの夢でした。女子校生の頃から、お嫁さんになりたいとは全く思わない、ひねくれた女の子でしたが、子供が欲しいという思いはずっとありました。

ただ、大学院生の時に、海外留学をしたいというのも、もうひとつの夢でした。

どちらを選ぶか、また4年という限られた期間に「研究」と「子育て」の両立ができるのか、悩むことになりました。

その時、親身に話を聞いてくれた、二人の女性の先輩がいました。二人とも、若い時期に子供を産んでいて、頼もしい先輩たちでした。

わたしの悩みを聞くと、

「絶対産まなきゃだめよ」

「あなたの優秀な遺伝子は残さないと」

と、口を揃えて言ってくれたのです。

今でこそ、育児に対して社会が寛容になりつつあり、女性のキャリアとの両立も大事にしていこうという風潮となっていますが、当時はまだまだの時代。教授によっては、妊娠出産をして休んでしまう女医を毛嫌いしている人もいました。

でも、わたしの直属の教授は「子供はちゃんと産みなさい」と言ってくれる人だったので、とてもありがたかったです。

先輩や教授の後押しもあり、わたしは在学中の妊娠を目指すことができました。もしこの後押しがなかったら、卒後の高齢出産になっていたかもしれません。


33歳で長女を出産。やはり我が子は、最高に可愛いです。

添い寝する小さな娘を見ながら、授乳する瞬間は、これまでの人生で一番の幸せを感じ、この大切な宝物を、一生大事にしようと心に誓いました。

ですが産後は、想像を超えた怒涛の育児が、待ち受けていたのです！

出産後、わたしはすぐに大学院に復学しました。産休制度は法律で決まっているので、きちんと取得していましたが、育休制度については、何も知らずにいました。もう少し、事前に調べておけばよかったのですが、そういった余裕もなく、さらに院生で出産をしたのは、わたしが初めてということで、組織としても何も分からない状態……。今ならあり得ないことですね。

実は長女は、妊娠中に先天性の病気が発覚し、産休に入ってすぐに、わたしは管理入院し、計画分娩での出産でした。さらに1か月検診前に、長女が新生児ＩＣＵに緊急入院してしまったため、産休期間はほぼ病院で過ごしました。

産休明けの怒涛の一日は、朝、長女を保育ママさんに預けるところから始まりました。朝の授乳を終えると、ダッシュで預けに行ってから仕事。昼にまた授乳をするために保育ママさんのもとへ。お昼は簡単にすませて、午後の仕事をして、夕方に授乳に向かい、そのまま家に連れて帰ってきて、近隣から我が家に通ってもらっていた実母に預けて、また仕事に戻るという毎日。

救いは、大学の敷地内の官舎に住んでいたことと、保育ママさん宅が大学の近くだったこと。そうでなければ、とてもじゃないですが、こんな生活を毎日は無理でした。

長女は前述の通り、病弱であったため、頻繁な定期通院に加えて、熱もよく出し、病院に連れて行ったり、入院を繰り返したりしました。夫と協力して、午前と午後、どちらかが仕事を休んで面倒を見るなど、綱渡りでした。

とにかく目まぐるしい状況で、この生活を2年半続けながら、研究、卒論と、何とか課題をやり切り、無事に大学院を卒業しました。

今思うと、よく両立していたなと思います。

また、近隣に住む実母と福島から手伝いに来てくれた義母の存在にも助けられました。今でも、実母はより近くに住んで、今度は各地を飛び回ることになったわたしのアシストをしてくれています。母たちには、感謝してもしきれません。

そのあとはまた、部隊に配属となるわけですが、自衛隊にいる限り、全国各地、どこにでも行く可能性があります。長女に医療ケアが必要であったため、なんとか都内の病院に通える範囲内で赴任できないかと掛け合ったところ、防衛医大の教官になることになりました。医学を教える立場ではなく、指導官としての立場です。学生たちは寮生活をしているので、その寮の中での指導などを行いました。

訓練教官の朝は早く、朝7時には出勤をしなくてはいけませんでした。当直もあるような仕事でしたが、育児時短を使って、泊まり仕事は免除させてもらいました。

ちなみに、この指導官には、陸海空と、それぞれの部隊から自衛官が教官として赴任してきており、医学分野とは文化も言語も違って、大変なことも多かったです。

教官時代を2年間続けたあと、朝霞駐屯地で医務室勤務となり、そのあと、立川駐屯地に異動となったのです。

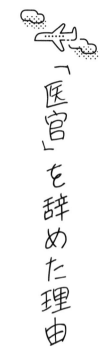

「医官」を辞めた理由

～次女の出産と決断

立川の部隊には、他の部隊に比べると、女性自衛官が多く在籍していました。

必然的に妊娠中の人も多くいました。これまでの部隊では、マタニティの制服は見たことがありませんでしたが、立川ではそれを着用している人を、何人も見かけました。

陸上自衛隊では１９９６年から「妊婦服」という名称で、マタニティの制服を採用していて、２０１８年にリニューアルされたそうです。

また立川では、産休を取って育休も取るということが、当たり前のように行われていて、場所によってこんなにも待遇が違うものかと、ややカルチャーショックでした。

現在はどの部隊でも、女性に優しい環境になっているとは思いますが、こういうことが広く知れると、女性自衛官も安心して活躍できるのではないかと思います。

立川はもともと、航空部隊が駐屯しており、首都圏の防災拠点になっています。自衛隊、消防、警視庁の機動隊が敷地を共有しており、ヘリコプターの滑走路も共有しています。

わたしは医務室に勤務し、隊員たちの健康診断、特にパイロットの航空身体検査を行っていました。航空身体検査は、かなり厳格で、対応するには資格が必要になります。そのため、検査ができる医官は限られていました。

たまにではありますが、警察のパイロットの航空身体検査も担当しました。警察内部には医官がいないとのことで、長野県警などの委託を受けていました。

今でこそ、週に何度も飛行機に乗りますが、それまであまり飛行機に興味はなく、立川に赴任したことがきっかけで、パイロットの健康管理面から、飛行機に関わることになりました。

これも「空飛ぶドクター」になるための、布石だったのかもしれません。

他の業務としては、海外派遣される隊員たちの予防接種も行っていました。黄熱病や破傷風などの感染症対策です。黄熱病の予防接種は全国でも、4~5か所でしかできない特殊なもので、うち1か所が、わたしが医官として在籍している間の、この立川でした。

立川では、病気を持った長女を育てながら働くことに理解ある医務室勤務員に囲まれ、これまでより余裕をもって仕事に向き合えていました。そんな勤務に慣れた頃、次女を授かりました。今回こそは、産休後、育休まで取って、ゆっくり子育てに専念しようと考え、臨月ぎりぎりまで働き、2011年3月、わたしは産休に入りました。穏やかな気持ちで出産を迎えようと思っていた矢先、3月11日がやってくるのです。

その日は、夫の運転で、長女を定期通院の病院に連れて行っていました。帰り道で、あの大きな地震に見舞われたのです。今までに感じたことのない大きな揺れ。すぐに帰宅しましたが、車で1時間の道のりに半日かかって、夜中に家に辿り着きました。

わたしはすぐに、同僚たちがどうしているのかと心配になりました。でも連絡もままならない状況でした。あとになって聞いたところ、医務室の医官たちは、その日から2か月間、全く家に帰れず、仕事をしていたとのことでした。立川は、全国からの災害支援の、自衛隊員たちの受け入れ拠点のひとつになっていたのです。

当時、きっと誰もが不安とストレスを抱えていたと思いますが、わたしも臨月のお腹を抱え、精神的ストレスはかなりのものでした。日常なのに、常に何かに気を使っていなくてはいけない生活。計画停電となり、電車は動かず、簡単にどこにも行けない。もし小さな長女とお腹の中の次女に何かあったら……。

それに本来だったら、わたしも先頭に立って、災害支援をしなくてはいけないのに、何もできないという葛藤、他の人はみんな頑張っているのに……。自己嫌悪と戦う日々でした。夫や友人たちが、今はとにかくお腹の子供のことを守るように言ってくれ、ようやく落ち着きを取り戻しました。

そんな不安定な毎日の中、4月に無事に、次女を出産します。2度目の出産で、長女の時よりは落ち着いて臨めました。

次女はとても元気で、まるで男の子のようでした。今回は、産休2か月のあと、育休10か月を取る予定でいましたが、産後5か月を過ぎた頃、あまりに元気すぎるもので、仕事に行ったほうが楽かもと思い、ずいぶん勝手なことですが、早めに復職できないかと掛け合いました。でも医官の人事は大臣決裁なので、そう簡単には変更できないから、予定通りにしてくださいと言われました。

そうして9か月の育休を取りきり、わたしは2012年の春、部隊に復帰したのです。

2度目とはいえ、仕事と育児の両立は大変でしたが、でも求められるところで、やりがいのある仕事ができるというのは、本当にありがたいと実感しました。

育休明けの数年間は、世の常ですが、楽しい時も大変な時も、波のある生活を送っていました。

自衛隊の医官というのは特殊な世界です。

わたしはもともと、総合臨床医という、人の病気を幅広く診ることのできる医師を目指していたわけですが、自衛隊医官は、医師であると同時に、幹部自衛官であり、その自覚を持って部隊指揮官としての職務にもあたらないといけません。

国を守り国際貢献や災害派遣活動も行う自衛官という仕事には、誇りを持っていましたし、今でも彼らを尊敬しています。

ですが、年齢や階級が上がるとともに、幹部自衛官としての側面を強く求められるようになり、医師としてより成長し社会貢献したいと願う、自分の方向性との違いを感じるようになりました。

しばらく悩みながら、夫や、信頼できる同期の医官たちに相談したのですが、彼らは皆自衛隊で頑張ったわたしを認めてくれた上で、退職の後押しをしてくれました。

これまでも、何事も自分で決断してきましたが、そのような時は、必ず誰かが後押ししてくれたり味方になってくれたりしていました。支えられているからこそ、勇気を持って、新たな世界に踏み出していけたのです。

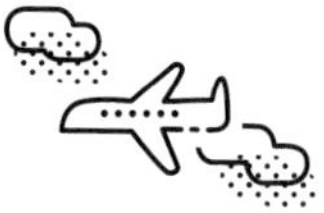

今日から無職!?

～人生の夏休みが転機に

2017年2月、わたしは防衛省を退職しました。

「さあ、新しい世界に飛び込むぞ！」

と意気揚々と辞めたはずでしたが、実はそのあとのことは、何も決めていませんでした。

世間的に見たら「国家公務員」から、いきなりの「無職」ということで、何してるの？

と思われるかもしれませんね。まあ人生、何が起きるか分かりません。

ちょうど、長女が中学生になるタイミングで、次女もまだ保育園の年長さんだったので、しばらくはゆっくり子育てに専念したいという思いもありました。

いかんせん、長女の時は出産後すぐに復職していましたし、次女もまだまだ手が掛かる時期でしたから。それに、この20年近く、がむしゃらに働いてきたのだから、この辺りでいったん立ち止まって「人生の夏休み」を取ってもいいかなと気楽な感じでいました。

退職後、1か月近くは、子育てを楽しみつつ、食っちゃ寝のぐうたら生活を送っていました。時々、これまで約束してもなかなか果たせなかった友人たちとのランチに出かけていました。子供たちは、わたしがそばにいることが嬉しいようで、とても楽しそうにしていたと思います。

そんなある日、知り合いの女医さんと食事に行く機会がありました。旦那さんの転勤に合わせて転職をしている人でした。

彼女は、「退職後、医師と病院のマッチングをする紹介会社に登録して、仕事を探していた」と言いました。「へえ、そんな働き方もあるのか」とわたしは興味を持ちました。

今までみたいに、毎日フルタイムで働くのではなく、空いた時間で働けたら、それはそれでいいなと……。

わたしはようやく重い腰をあげ、勧められた紹介会社に登録をすることにしたのです。

でもそれに登録するには、書類が色々必要でした。

ややガサツなところがあるわたしは、医師免許証は手元にありましたが、保険医登録証を失くしてしまっていました。そんな大事なものを失くすなんて、と思われてしまいそうですが。書類関係は、ついついどこかにしまい込んで忘れてしまうタイプなんです。

そうなると登録が遅々として進まない。その失くした証書の再発行などもどうしていいか分からず、ここからまた時間が経っていきました。

すると今度は、紹介会社を経営している友人に、前々から約束をしていたランチに誘われたのです。恵比寿の洒落たレストランに呼び出されました。

わたしはただのランチ会だと思い向かいましたが､彼女は書類を用意して待っていました。

「これ書いて！」

と、わたしの返事を待つ間もなく、

「とりあえず書けばいいから、足らない書類はこっちでなんとかするから」と、せっついてきたのです。

わたしもどこかに登録はしておきたかったので、言われるがまま必要事項を書き込み、この友人の紹介会社に登録することになりました。

友人のおせっかいというか、強制的な後押しのおかげで、わたしの次の道がようやく開けたのです。もしこれがなかったら、わたしは「空飛ぶドクター」に、なっていなかったかもしれません。

その後、別の2社にも登録し、あれこれ病院を紹介されるようになりました。

初めは、家の近くでの案件を引き受けていました。あくまでも子育ての合間を縫って、空き時間で仕事をするスタンス。これは崩さずに行こうと思いました。

探せば仕事は色々あって、半日〜1日だけのスポットの仕事や、週に1日の非常勤の仕事などで、仕事内容は健康診断や内科の外来などでした。自分のペースで仕事ができてありがたかったです。

ただここで、一抹の不安がよぎりました。

わたしは20年のキャリアがある医師ではありますが、自衛隊での勤務しか知らないわけです。自衛隊は10代から50代の男性メインで、小児や高齢者の診察は、大学病院時代にしかしていません。

「果たしてわたしのスキルは、一般で通用するのか？」

そんな風に思うこともありました。

でもそんな不安は、すぐに吹き飛びました。健康診断については、自衛隊時代に、これでもか！　というほど担当していましたし、通常の診療も、今までの経験とそう変わらないのだと分かり、ほっとして、少しずつ仕事を増やしていきました。

スポットでの仕事は、あちこち行けることもあり、気分転換にもなって思った以上に楽しく仕事ができました。

町工場から外資系オフィス、官公庁、総合病院からショッピングモール内クリニックまで、しばらくはこういう働き方を続けていくのもいいなと思っていた矢先、紹介会社から、一通のメールが届きました。

そこには「2日間、富良野で仕事をしませんか」と書かれていたのです。

空飛ぶコラム ❶

女医の活躍は目覚ましい！

～女医たちのボランティア活動

医師の仕事と並行して、ボランティア活動をしていたことがありました。

その名も「En女医会（エンジョイカイ）」です！

150人以上の女性医師（医科・歯科）たちが参加し、ボランティア活動を通じて、女性として、医師としての社会貢献を目指すことをモットーにしていました。

残念ながら、現在は解散してしまいましたが、当時はとても画期的な活動をしていました。

活動内容としては、主に医療にまつわるボランティアで、東日本大震災、熊本地震や水害の時などは、赤ちゃん用ミルクやおむつ、医療物資などの支援物資を行い、無料の健康診断の実施など、積極的に現地に訪問し、活動しました。

他には、横浜マラソンや国立競技場の駅伝大会など、スポーツイベントでの医療支援も。駅伝は、実際女医チームで、走る側でも参加しました。また、オリジナルで開発した商品を販売し、売上金は寄付をさせていただきました。

当時開発していた商品は、女医が思う「こんなのあったらいいな」というもので、歯ブラシや着圧靴下、レースがついた高性能マスクなど、女性目線のデザインで、とてもお洒落で機能的なものばかりでした。

また、世界的に活躍する指揮者、佐渡裕さんが芸術監督を務める「スーパーキッズ・オーケストラ（SKO）」のチャリティーコンサーの医療支援も行いました。

SKOは、オーディションで選ばれた小学生から高校生までの弦楽器によるオーケストラで、東日本大震災の被災地において、復興祈念演奏活動や、熊本地震の被災地でも活動されています。

どれも医師ならではのボランティア活動で、とてもやりがいのあるものでした。その時一緒に活動した仲間の女医さんたちはかけがえのない友人となり、今でも折りに触れて相談に乗ってもらったりしています。

CHAPTER 2

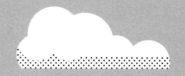

フリーママドクター 誕生！ 全国を飛び回る！

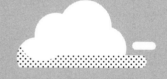

すべては「富良野」から！
～全国を飛び回るきっかけ

紹介会社のメールに記載された「富良野」。

そのワードは、わたしを惹きつけるには十分でした。

旅行好きの仲間たちと、その年の夏に初めて富良野に行くことになっていました。わたしはそれに、次女を連れて参加予定だったので「ああ、あの富良野か」とひっかかったのです。

それまで北海道といえば、自衛隊の訓練で演習場や駐屯地に行っただけで、ほとんど観光はしたことがありませんでした。

しかも「富良野」というと、『北の国から』の舞台というイメージだけでした。

倉本聰脚本のテレビドラマ『北の国から』は、20年近くに渡って放送された、昭和の名作ドラマのひとつですが、父の黒板五郎と息子の純、娘の蛍の家族が、東京から富良野に移住して、自分たちでログハウスを建て、いろんな困難にも負けずにたくましく生きていく姿が、とても印象的なドラマでした。

そんな、テレビの中のひとつのような、全く縁のない「富良野」だったのに、直近で何度も耳にすると、なんだかご縁を感じ、2日間ほどなら、家族の負担にもならないし、夏の訪問前に下見がてら行ってみるのもいいなと思い、応募することにしたのです。

するとすぐに「ぜひやってください」と返事がきました。

さあいよいよ「空飛ぶドクター」の一歩を踏み出すことになるわけですが、ここで最大のミッションがわたしに課せられたのです！

それは、「家から富良野までの移動の手配を自分ですること」でした。

富良野の病院は先に自分で交通費を立て替えておき、あとから領収書を渡して精算してくれる形だったのです。

富良野に行くには、羽田空港から旭川空港へ飛んで、そこからバスや車で移動となります。空港から病院までは送迎があるので、とにかく旭川空港までのチケットを予約しなくてはいけませんでした。

今でこそ、そんなの朝飯前ですが、それまで、ひとりで飛行機に乗ることなどほぼなく、最後に乗ったのは、長女を出産する前、学会出席のために大阪まで行った時で、もう10年以上経っていました。

「飛行機のチケットって、どう買えばいいの？？」

と途方にくれました。もはや買い方すら忘れていたのです。

きっと今は航空会社のサイトを見れば予約ができるはずだと思い、ＪＡＬのサイトを見ました。すると、今度はどれを選んでいいか、分かりません！

羽田〜旭川のチケットを見ると、金額が色々設定されており、1万円台〜5万円までバラエティーに富んでいたのです。

「なぜ、同じところに行くのにこんなに違うの⁉」と驚きました。

よく見れば、あとでチケットを変更できるとか、色々違いがあるわけなんですがね。結局その時は、とりあえず、真ん中の金額を選びました。まさかその後、毎週飛行機に乗って飛び回ることになるとは、つゆ知らず……。今振り返ると、いい思い出です。

行く病院によっては、チケットを用意してくれる場合もあるので、毎回自分で用意というこ とでもないですが、今では一番お得なチケットを、上手に取れるようになりました。


初めての富良野の仕事は、2日間の外来と夜間のオンコールで、昼間は外来の患者さんを診て、夜は病院が用意してくれたアパートで待機という形です。

よく言われる「当直」とは、病院の中で待機していることをいい、「オンコール」とは病院の外で待機して、電話で呼ばれて病院に行くというものです。

急患が来たり、病棟の患者が急変したら、呼ばれるわけですが、オンコールのほうが気が楽です。待機している間は、自由に過ごしていられますし、電話があっても、あの薬を出しておいてとか、こういう処置をしておいて、という感じで指示のみで終わる場合もあります。

オンコールは、先生によっては、ほぼ呼ばれないこともあるのに、わたしは結構呼ばれてしまうほうで（医者用語では「引く」といいます）、初めての富良野勤務も、なかなか大変だった記憶があります。

これをきっかけに、富良野の病院は何度も行くようになりました。

仕事はなかなかハードでしたが、富良野という土地が好きになったのもあり、初めの2年間は、月に1回の訪問で、時々行かない月や毎週行く月もあったので、年間で10数回行きました。それから、病院の体制が変わり、2日間だけの仕事の募集は、あまり出なくなりました。病院側も、病棟まで見てくれる医師を希望するようになり、1か月単位での募集となったのです。

それにはちょっと応募しづらくなりました。やはり家族のことを考えると、長期は難しかったのです。それでも、先生のお休みの関係なのか、たまに2日間だけの仕事の募集は出ていたので、都合が合えば行くようにしていました。

富良野の仕事を機に北海道が好きになったので、意識して北海道の仕事を探すようにしていたら、ぽつぽつと他の地域からも仕事の依頼が入るようになったのです。

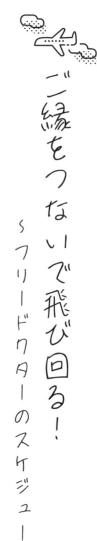

ご縁をつないで飛び回る！
～フリードクターのスケジュール

２０１７年の２月に自衛隊を辞めて、３月は全く無職で過ごし、４月から少しずつ家に近い仕事から始めて、６月からは毎週定期の仕事をするようになりました。まずは地元の病院の内科外来、もうひとつは、老人介護施設の診療の仕事でした。これは、重いわたしの腰を、強制的に上げてくれた友人の会社から紹介されました。

「先生の地元だから、まさに先生にうってつけの仕事なんです！」

と、社員さんから熱烈な電話がかかってきたのです。

しかもその老人介護施設は、次女の通う保育園の隣にありました。なんて偶然！　と思い、週１回でしたが、隣にあれば何かと便利かなと思い、その仕事を引き受けることにしました。他にも都内の検診クリニックの仕事なども受けるようになり、当時のスケジュールは、次のような感じでした。

月曜　　地元老人介護施設で診療
火曜午前　　地元病院で外来
水曜（当初は午前のみ、やがて終日）　都内の検診クリニックで問診診察と診断
木曜　　北海道など、あちこち出張へ
金曜　　都内の自由診療クリニックで診療
土曜・日曜　　家族で過ごすが、時々出張も

こうやってみると、毎日色々なところで仕事をしているな、と自分でも驚きます。
わたしの仕事ぶりを見たり聞いたりした病院関係者が、直接声をかけてくださることも増えました。

北海道の仕事も、コンスタントにもらうようになり、富良野に毎月行かなくなってからは、旭川や今金（函館と札幌の中間のあたり）に行くようになりました。

そのうち、大学の同期や先輩の間で、

「あいつ、今、フリーで働いてるらしいよ」

という噂が流れたようで、知り合いづてで仕事をもらうことも徐々に増えていきました。

初めはスポットで1日だけ行き、そのうちもう1回、2回と増えて、定期的に行くようになりました。

結果、これまで訪れた場所は、北海道では、富良野、旭川、美深、芦別、稚内、今金、木古内、函館、江差、室蘭、日高、弟子屈、釧路、北見、紋別、湧別、帯広、音更など。

他の地域では、種子島、宮崎、名古屋、伊勢、和歌山、広島、静岡、群馬、栃木、秋田、出雲、松山、丸亀、山形、福井など……書ききれないほどです。

途中、コロナが流行してしまったので、移動が制限されてしまい、今は残念ながら、疎遠になった地域もありますが、北海道の仕事だけは、途切れずに続けています。

スケジュールは自分で決めるので、できるだけ、体に負担にならないように調整しながら組むようにしています。

ただうまく調整していても、急に「医師が休んで足らないから来てほしい」という連絡が入ることもあります。そう頼まれてしまうと、少々タイトなスケジュールでも、つい勤務を入れてしまうこともあります。相手が困っていると、断れない性分なのです。

まだ子供たちが小さい頃は、泊りはできるだけ1泊にして、夜中になっても家に戻るようにしていました。

今は大きくなったので、泊りの仕事を増やしており、時には3泊になることも。家族もそれにすっかり慣れてしまっていて、先日も1泊のみの仕事をして帰ったら、わたしが家にいることに気が付かなかったようで、夫も子供たちも「え、いたの？」と驚いていました。「1泊で帰る」って伝えてあったのになあと、母としては、少し寂しかったです……。

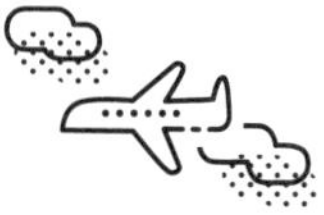

北海道の次は「種子島」へ
〜内科ですが、外科も診ます

北海道の行き来にも慣れ、そろそろ北ではない場所に行ってみようかなと思った頃、紹介会社から「種子島」の仕事の紹介が来ました。

種子島は、鹿児島県の一部になり、鉄砲伝来の地と言われています。また、実用衛星打ち上げ基地「種子島宇宙センター」があることでも有名です。ロケットの打ち上げの際、よくニュースで映しだされるところです。

防衛医大卒業後、僻地勤務をすることになっているのですが、北海道や沖縄など希望が出せます。その時はまだ、北海道の良さを知らなかったので、暖かいほうがいいと、沖縄で希望を出したことがありました。実際は、関東近辺での勤務のみで終わりましたが。

ですので、南の地域も前から行ってみたいところでした。

島の人口は3万人ほどで、もちろん島民の方の診察もしますが、それとは別に、本州から遊びに来ている、行楽客の怪我や急病の患者さんがよく来ます。週末応援の仕事なので、特にそう思うのかもしれません。


例えば、サーフィンをしていたら怪我をしたとか、泳いでいたらクラゲに刺されたとか。

怪我の具合によっては、その場で外科的治療をすることがあります。

わたしは一応内科医ですが、その日、病院にいる医師はわたしだけなので、わたしが応急で縫わなくてはならないのです。

医官時代も一通りの研修はしていますし、治療としては問題ないのですが、やはり外科の先生の腕には負けます。もしかしたら傷が残ってしまう可能性もあるので、初めに患者さんに聞きます。

「縫うことはできるけど、きれいには縫えないけど、それでもいい？」

と。北側の病院には、外科の医師がいるので、初めからきれいに縫ってほしい人は、北側に行くこともできるのです。ただその距離、車で1時間！

それを言うとだいたいの人は、

「大丈夫なのでここで縫ってください」

と言います。やはり、さっさと治したいのでしょうね。

種子島では、やはり島特有の症例をみかけます。

例えば、マムシに咬まれた人を診察することもあります。これは都会の病院ではあまり経験しません。

マムシに咬まれたらとにかく大変です。即入院して、集中治療を行います。ステロイドなどの強い薬を3日間くらい流しいれます。

もし重症化してしまったら、挿管して人工呼吸器装着となり、人工透析をすることもあり、とにかく入院して厳重管理となるわけです。

昔は、マムシに咬まれたら「血清」が使われていました。今でも重症化して命に関わるほどになったら、投与されることがあります。

血清とは、抗体が入っている液体のことです。

マムシの血清は馬から作られています。馬がマムシの毒と戦う物質を持っており、生き残った馬から取り出した血液から、血球成分を取り除いたうわずみを血清として使うのです。でもこの血清は、人間には一生に1度しか使えません。2度使うと、馬の成分に反応してアナフィラキシーになってしまうのです。体質によっては、1度目でそれが起こり、死に至ることも……。

すぐに治療ができる状況であればいいですが、場合によっては、そう簡単にはいかないことも十分あり得ます。島で遊んでいると楽しくなりすぎて、気も大きくなりますし、羽目を外してしまいがちですが、こういう危険が潜んでいるということ、そして島の病院は、まずは島の人たちのためにあるということを、ぜひ心に留めておいてほしいです。

島内で行方不明になっていた認知症のおじいさんが、警察の捜索で発見され、搬送されてきた場面にも立ち会ったことがあります。１週間くらい前から姿が見えず、警察などで捜索を行い、ようやく山で発見されました。病院に運ばれてきた時には、ものすごい異臭を放った状態でした。

ＥＲ（救急診療室）のベッドにビニールシートを敷いた上で、診察と検査をして、脱水の治療を行い、帰宅していただきました。他にも、いつ亡くなったか分からないような方が運ばれてきて、検視をしたことも複数回あります。

先日は、数十年ぶりに漁船の転覆事故が起きました。

わたしがちょうど勤務している時で、乗組員のうち２人が、ひっくり返った船の上で救助を待っていて救助され、病院に運ばれてきました。

ひとりは島の人で軽傷だったので、そのまま家でゆっくり休むように帰しましたが、もうひとりは、精神的ショックが大きく、そのまま入院となりました。残りの乗組員もいつ運ばれてきてもいいように、病院はスタンバイをしていましたが、わたしがいる間は見つからず……。その後、1か月ほど捜索を続けたと聞きました。

島では、いろんなことが起きます。それに即座に対応して、診療治療に当たらなくてはいけないのですが、やりがいはあります。

また、普段経験しない症例も多いので、わたし自身、勉強になることもたくさんあります。僻地での医療をもっと色々学びたいという気持ちが、この頃から、またひとつ大きくなったのです。

僻地での女医の必要性
～おばあさんと娘さん

皆さんは病院にかかる時に、医師の性別は気にしますか？

かかる科によって、異なるかもしれませんが、やはり婦人科などでは、女医さんがいいなと思う人も少なくないでしょう。

函館と札幌の間の、北斗七星に似たような形の部分。渡島半島というのですが、その真ん中あたりに今金という町があります。今金男爵というジャガイモが特産です。

富良野の次によく行くようになったのがこの今金の病院で、月1回、当直と内科外来の担当となりました。この病院ではとても印象深い患者さんがいました。

90歳くらいのおばあさんが娘さんに付き添われて、毎回診察に来ていました。

ご高齢なので、持病をお持ちだったのですが、他にも、食事があまり食べられないとか、お腹が痛いなどの症状があり、どちらかというと不定愁訴が強い所見がみられました。

不定愁訴とは、様々な不調を強く訴えるものの、病気などの原因が、はっきり特定できていない状態をいいます。

症状としては肩こり、冷え、気分が落ち込む、不眠、むくみ、便秘、めまい、体のだるさ、頭痛、耳鳴り、のぼせ、動悸、腹痛など多岐に渡ります。

そのおばあさんは、これまで男性の医師が担当だったようで、色々な不調を訴えづらく、もやもやされていたようなのです。

そこにわたしが赴任し、お腹の専門でもあったので、丁寧に話を聞いて、診察していました。それがとてもよかったようで、毎回外来予定を確認して、わたしが勤務する日に合わせて、来てくれるようになったのです。頼っていただいているのだなと思ってとてもうれしくなりました。

もともと医師になった理由が、父が病気になったことであり、患者の家族としての立場から医療に入ってきたので、常日頃から、患者さんやその家族の気持ちを大事にすることを心掛けています。分かりにくい言葉を並べ立てても理解はしてもらえませんものね。

きっとこのおばあさんと娘さんにも、寄り添って、しっかり説明することを大切にしていたのがよかったのかと思います。

もうひとつ、わたしが女医だったというのも大きかったと思います。

同性であるからこそ、言いにくいことも言える、また聞く側も分かってあげやすいということもあるでしょう。

医師を選べることは大事だと思います。

でも僻地では、そもそも医師が限られていて、なんならひとりしかいないということも、よくあることです。それなので、性別まで選ぶことは至難の業です。

厚生労働省の統計によると、令和2年12月現在、全国の届出「医師数」は、総数33万9623人となっています。その内訳は、

男性医師　26万２０７７人（総数の77・２パーセント）
女性医師　７万７５４６人（同22・８パーセント）

となっています。

女医は医師全体の約23パーセントのみなのです。

以前よりは、かなり増えていますが、この女医の割合は、諸外国から見ると、まだ低いようです。


少し前に、医学部受験の配点問題がありました。

女子の配点を低くして、男子が多く入学できるようにしていたのです。確かに女性は体力的なことや、結婚・出産とあるので、男性医師のように、常に働き続けることはできないかもしれません。だからといって、優秀な人材をあえて落とすようなことは、やはり間違っていると思います。

女医の数を増やせというわけではないですが、働き方や環境を整えれば、もっと働きたい女医はいるはずです。

また、僻地であっても、患者のニーズに応えられる女医の配置ができるといいなと考えます。

学校の廊下は走っちゃいけません!?
～アドバイスのギャップ

都市部の病院でアドバイスするには、特に問題ないことが、地方では通用しないことがあります。北海道では色々なギャップがあります。

実は北海道は「糖尿病患者」が他の地域に比べ、割と多いのです。日本一糖尿病が多いのは香川県ですが。

皆さんは「糖尿病」と聞いて、何を想像しますか?

「美味しいものが食べられない！」

「運動をしないといけない」

など、それぞれイメージがあることでしょう。

糖尿病はひとたび発症すると治癒することが難しい病気です。

放置すると網膜症・腎症・神経障害などの合併症を引き起こし、末期には失明したり、透析治療が必要になったりします。さらには、脳卒中や心筋梗塞の引き金になるなど、侮れない病気です。

もしなってしまった場合は、生活を改め、適切な治療を受けていれば、合併症を起こすことなく、日常の生活が送れます。

糖尿病の患者さんには、基本「食事療法と一緒に、運動をしてくださいね」とアドバイスをします。

運動の内容としては、ウォーキングやジョギングなどの有酸素運動や筋トレをお勧めしています。

有酸素運動により筋肉への血流が増えると、ブドウ糖が細胞の中に取り込まれ、インスリンの効果が高まり、血糖値は低下します。また、筋トレで、筋肉が増えることでも、インスリンの効果が高まり、血糖値は下がりやすくなります。

ただし、運動をやめてしまうとその効果は3日程度で失われるといわれているので、激しい運動を週1日するよりは、短い時間でもいいので、週に3日以上、続けることを推奨しています。


北海道に行くようになって初めの頃、東京と同じように、

「ウォーキングや散歩をしてくださいね」

と患者さんにアドバイスをしたところ、

「先生、ここは熊が出るから、外は危なくて歩けないよ」

と言われたことがありました。

わたしは「え、熊⁉」と驚きました。

たしかにわたしが仕事に行く地域は、かなり田舎というところも多く、住居の近くに山

があります。キノコ狩りに出かける人も多いです。そうすると途中で熊に遭遇したり、熊自体が町に下りてきてしまったりすることもあるようなのです。

東京と同じアドバイスを、簡単にできないのだなと思わされ、またひとつ勉強になった出来事でした。

今年は特に、日本各地で熊が町へ下りて、人間を襲ったというニュースをよく耳にしました。もともと熊は雑食で肉は食べない動物のようです。あんな大きな体をしているのに、どんぐりを食べるとか。おそらく、山の木の実がなくなって、町に下りてきてしまうのでしょう。いきなり熊に遭遇したら、相当怖いです。

昔はよく、熊と遭遇したら「死んだふりをしろ」などと言いましたが、絶対に闘うことはしてはいけないようです。小熊でも、想像以上に強い力をもっており、爪で切ってくるので、一撃されただけで、包丁でめった刺しにされたような傷になり、一撃で致命傷になることもあり得ます。

熊に出会ったら、助かる確率は低いので、「出会ったらどうするか」を考えるよりも、「出会わないように行動する」ように気を付けないといけません。

北海道の外来で、もうひとつギャップを感じたことがありました。

ある日救急に、子供さんが、怪我をしてやってきました。怪我をした理由を聞くと、

「部活で、学校の廊下を走っていて転んで怪我した」

と言うのです。わたしはそれを聞いて、

「学校の廊下は走っちゃいけないんだよね」

と言いました。すると、隣にいた看護師さんが笑顔で、

「こっちは雪が降るから、外で部活ができないんですよ。だから校内で走るんです」

と教えてくれました。

これもカルチャーショックでした。あとから、雪深い地域の野球部は廊下でトレーニングをするとも聞きました。

「廊下は歩くものではなく、走るもの」

ということが当たり前な地域もあるんですね。

地域によって、色々常識が違うこともあるのだなと実感し、診療でもそういうことを踏まえて、アドバイスをしていかなきゃいけないなと思いました。

どこにもいないアニサキス
〜胃カメラで大捜索

北海道に行くようになって、２０２４年で丸7年となりますが、最近よく訪れている町が紋別市です。

病院勤務の他、行政のコロナのワクチン接種の担当もしました。先日、公費で賄うのは最後となる、７回目の接種が23年秋に終わったところです。

紋別は、オホーツク海沿岸のほぼ中央に位置した町で、冬には流氷が見られることで有名で、人口は2万人ほどです。また、流氷とともにやってくる、アザラシも有名で、町にある「アザラシランド」は、オホーツク海に姿を見せる、アザラシを保護、飼育をしている日本唯一の施設です。

病院では、外来の他に胃カメラも担当しています。

先日、かなりの腹痛で、夜間急病センターを受診してアニサキスを疑われ、検査希望の紹介状を持ってきた患者さんがいました。

胃カメラは予約制ですが、「空腹」（お腹に何も入っていない状態。朝ごはんなどを食べてきてしまっていると、誤嚥して気管に入って窒息したり誤嚥性肺炎になるリスクがあるので、その場合は胃カメラはできない）などの条件がそろえば、当日緊急でも行います。

アニサキスとは、鮮魚介類に付着する、白い寄生虫のことです。人の体内で成長することはありませんが、生きたままお腹の中に入ると、胃の壁に噛みつくので、激しい腹痛に襲われます。大きさは、だいたい2〜3センチくらいのものが多く、もし生魚などについていたら、見て分かることが多いです。

通常、胃カメラをする時は、麻酔は使わないのですが、今回はアニサキスがいることが予想され、それを取るには時間がかかるのと、その患者さんも体の大きい男性で、嘔吐反射も強いと予想されたので、鎮静剤を注射して、万全に準備をしました。

いざ、胃カメラを入れてみると、アニサキスが見つからないのです！

アニサキス自体は、白いミミズみたいなもので、胃の壁を噛んでいれば、粘膜がかなり腫れて、すぐに分かるはずなのに……。


そもそもアニサキスを疑った理由は、その患者さんからの聞き取りで、

「友人が釣ったサバをシメサバにして食べたら、白い虫みたいなものを見た気がする」と聞いていたからでした。

胃カメラの検査は、胃全体を5分～10分くらいで見ます。

これでだいたい中の様子が分かるのですが、この時は2～3周して念入りに見てみましたが、結局虫自体も見つからず、噛んだ跡もなかったのです。

まれに、粘膜ごとはがれて、自然に腸に落ちていくこともあるので、すでに腸まで流れてしまったか、もしかしたら、アニサキスでなかったかもしれないと判断して、胃カメラ

は終了しました。

その後、痛み止めを出して、外来に回しました。

外来では、念のためCTをとって、腸が腫れてないか確認します。もし腸まで落ちていれば、あとは自然と便で出てくるのを待つしかありません。

こういう場合は、実は虫が見つかったほうが、楽なのです。それを取ってしまえば、それですっきり終われますので。

その日の午後は、ワクチン接種の仕事が入っていました。

接種会場に行った時に、隣にいた先生が、前夜の急患の話をしていました。その先生も、遠方から来ている先生で、夜間急病センターの勤務をしたあとに、朝からワクチン接種の仕事についていていました。

看護師さんがその先生に、「夜は寝られたんですか？」と聞くと、

「いや、夜中に2回、お腹が痛いっていう人が来て、よく寝られなかったんだよね」

と言うので思わず、

「その方、わたしが胃カメラしましたけど、アニサキスはいませんでしたよ！」

と口を挟んでしまいました。

あの患者さんは、救急でこの先生に診てもらって、昼間に病院に行ってくださいとまわされてきたのです。

小さい町だとこういうことが、たまにおきます。

アニサキスにそう当たることはないかと思いますが、やはり体内に入ると、かなりの激痛です。

もし避けたい場合は、魚をよく加熱すること、もし刺身など生魚を食べる時は、目視して確認するか、あとはよく噛めば、アニサキスは死ぬので、咀嚼を意識するといいかもしれません。生きたまま体の中に入るのがいけませんので。

特に日本人は、魚を食べる時に、丸のみする人が多いので、ぜひ気を付けてほしいところですが、お魚屋さんもお寿司屋さんも、そこはとても気を付けていると思うので、そんなに心配することはないと思います。

また、長期冷凍にも、アニサキスは弱いので、よく冷凍された魚は、まず大丈夫と思っていいでしょう。

とはいえ、思いがけず刺身にアニサキスがいることは十分あり得ますから、食事をする時はとにかくよく噛むことです。

よく噛むことは、アニサキス対策だけでなく、健康そのもののためにもよいことです。

救急車はタクシーじゃない！
～救急リピーターのおじいさん

「医師の仕事をしていて、逃げ出したいことはないですか？」

と聞かれることもたまにあるのですが、それはありません。なぜかというと「逃げられないから」です。だからそもそも、選択肢に入らないのです。

でも「これはやめてほしい！」と思うことは、たまにあります。それは、救急じゃないのに、救急時間帯に来る患者さんです。

本人にしてみたら、体調がすぐれず、今すぐ病院に行かなきゃと思って、救急車を呼んでいるのだと思いますが、病院の救急時間帯というのは、本当は営業時間外になるわけで、昼間とできることが全く異なってきます。人手も薄く、救命救急に集中した用意しかないというのが実状です。「もう、タクシーみたいに簡単に救急車を呼んで来ないで！」と思うことも少なくありません。

ある病院で、夜中の3時に「眠れない」と言って救急車で来た方がいました。一応診察をしましたが、どこか具合が悪くて寝られないわけではなく、単純に眠れないだけだったという……。気持ちは分かりますが、こういう方はぜひ、朝まで我慢して、昼間の外来を受診いただきたいです。

救急隊も１１９番されたらまずは現地へ行き、病院へ運びます。そして病院に患者を下ろさないと任務が終わりません。病院にしてみたら、全く救急でなくても、受け入れなくてはならないのです。

他にも、１週間前から腰痛で痛みがひどいという人が、土日の夜中に来ることもよくあります。特に救急というわけではなく、１週間も痛いなら、なぜもう少し早めに、昼の時間帯に病院に来られないのかと思ってしまいます。

むしろ、通常の外来の時間に診察に来たほうが、整形外科の先生の診療も受けられますし、患者さんにとってもいいわけです。

逆に、救急で扱わなくてはいけない人が家族の車で来たことがありました。しばらく息が苦しかったようですが、首都圏からそこに来ていた人で救急車を呼ぶのを躊躇して、家族が帰宅するのを待ってから来たそうです。

慌てて診察をすると、サチュレーション（酸素濃度）が、普通は90なくてはいけないところが、70ほどしかなく、酸素を吸わせても80にしかならないので、CTを撮ってみたら、両肺が真っ白で、重症の肺炎だったことがありました。おそらく、相当苦しかったはずです。こういう場合は、迷わず救急車を呼んでいただきたいですね。

明らかに救急でなかった場合、

「こういう症状で、夜に来るのは、本当はだめなんですよ」

と、丁寧にお伝えします。ただ高齢の方だと、中には認知症の人も多く、何度説明しても理解してもらえないことがあります。

ある病院では、毎回夜中に救急車で来て、便秘の症状を訴える、リピーターのおじいさんがいました。すでに、何人もの当直の先生が、同じような診察をした記録がありました。

診察しても、そんなに医学的には重症ではないのです。

とりあえずその場で浣腸などをして、また昼の時間帯に来てくださいね、と外来の予約を取ってあげるのですが、その予約時間には来ないのです。そしてまた、具合が悪くなった土日や夜中に来てしまうのです。

この方には、いつも高齢の奥さんが付き添っていました。

わたしが対応した時に、ちょうどその前後に患者がいなかったので、1時間くらいかけ、

「救急の時間というのは、命を救うための最小限のことしかできなくて、一般的に詳しく調べたり、丁寧にお薬を出したりは普通の時間じゃないとできないのよ」

と、分かりやすく丁寧に説明しました。

耳が遠い患者さんだったので、とても大きな声で話をして。その時は「はいはい、分か

りました」と返事をして帰っていきましたが、なんと1時間後に、また救急車でやってきたのです。「なぜ⁉」と思いますよね。さっきあんなに説明したのに、とわたしも思わず絶句しました。

話を聞くと、家に帰ってから痛みを訴えたようで、奥さんが心配になって、また救急車を呼んでしまったということでした。もちろん、奥さんにも一緒に説明はしていました。おそらくご夫婦とも認知症があったのでしょう。家に着いたら、わたしの話は忘れてしまったのだと思います。

そのご夫婦はふたり暮らしということだったので、冷静に止めてくれる家族がおらず、どうしようもなかったのですが、こういうことは少なくありません。

小さな町なので、消防隊の人から、顔見知りのケアマネジャーに連絡をしてもらいましたが、夫婦のどちらかが認知症だったり、介護をされていたり、ひとり暮らしもそうですが、高齢者のみの生活は大変だなと思った事例でした。

現在の日本では、ありがたいことに、救急車を呼んでも無料です。もちろん費用はかかっていますが、それらはすべて「税金」で賄われています。

先日、三重県松阪市で、２０２４年6月以降、市内３つの基幹病院に救急搬送された患者のうち、病院が緊急・重症でないと判断した場合に７７００円が徴収されるというニュースがでました。

この地域での、23年に救急車の出動した件数は1万６０００件を超え、実際、救急搬送された人のうち「入院しなかった人の割合」は、平日昼間が49・4パーセント、休日夜間は62・9パーセントだったそうです。

このままでは、助かる命も助からないという思いもあり、こういったルールに踏み切ったのだと思われますが、救急車の適正利用が守られないと、他の地域でも同様なルール変更が起きる可能性もあるでしょう。

「必要な時に救急車を呼ぶ」ということを、ぜひ心がけてほしいですね。

孫たちに囲まれて大往生
～高齢化と介護の未来

日本の高齢化問題は、避けては通れない問題です。特に地方においては、それが顕著といえるでしょう。

総務省の統計によると、令和5年の日本の総人口に占める高齢者人口の割合は、29・1パーセントと過去最高となったそうです。日本国民の約3人にひとりが、65歳以上というわけです。これは世界的に見ても最も高く、世界で一番、高齢化している国が日本なのです。世界2位のイタリアは、24・5パーセントと、日本と5ポイントも差があります。これは、なかなか衝撃的な事実です。

さらに都道府県の高齢化率を見てみると、一番高いのは秋田県、次に高知県、山口県と続きます。令和3年の時点で、秋田県の高齢化率は38・1パーセントで、現在の全国平均を大きく上回っています。令和27年には、なんと50パーセントを超えると予測されています。

ちなみに北海道の高齢化率は、32・5パーセントで、やはり全国平均より上です。種子島がある鹿児島県は33・1パーセントで、北海道よりもっと高い状況です。

わたしが担当する外来にも、高齢者の方がたくさん来ます。足腰が丈夫な方はひとりで来ることもありますが、だいたいはお子さんやお嫁さんに付き添われて来ることが多いです。最近は男性が付き添う場合も多く、男性の介護も積極的に行われているのだなという印象を受けます。これについては、地方に限らず、東京や埼玉でも同じように感じます。

これは、いい傾向だなと思います。男性はどうしても、外に働きに出ることも多いので、介護にまで手が回らないという人も多いと思いますが、やはり家族のことは、みんなで分担することが大切だと思います。

とにかく、高齢化と介護は切り離せないものです。

まだ、親の近くに住んでいれば、介護もしやすいですが、子供は東京、親は遠い地方にいたらどうするのか。仕事を辞めて、地元に戻るなど、生活スタイル自体を変えないといけない場合もあります。前から病気を患っていれば、ある程度心構えもできますが、ある日突然、そういう状況に陥ることもあるのです。そんな時に、いきなり同居しろといわれても、なかなか難しい問題です。

わたしは母がそばに住んでいますが、わたしが母の面倒を見るというよりは、あちこち飛び回っているわたしの子供たちの面倒を見てもらい、逆にアシストをしてもらっています。昔も今も、よくケンカをしますが、感謝しています。

仕事で、訪問診療にもよく行くのですが、埼玉では、老人介護施設やグループホームなど、施設に訪問することが多く、北海道では、個人宅に訪問することが多いです。

北海道には、老人施設が少ないというのもあるのかもしれませんが、たいてい皆さん、大きな家に住んでらっしゃって、二世代、三世代で同居して、子供が親の世話をしているのをよく目にします。


種子島ではこんな経験をしました。

老衰で入院されていた高齢のおじいさんがいて、わたしがちょうどいる時に容体が悪くなり、お看取りをすることになりました。

その時、ご家族がたくさん集まっており、その中には、お孫さんが7～8人いらっしゃったのです。高校生から小さい子供までいて、

「おじいちゃん、おじいちゃん」

と、みんな泣いていました。

わたしはそれを見て、すごく愛されているおじいさんだったんだなと思いました。

あとから看護師さんに聞いたら、そのおじいさんは、昔は小学校の校長先生をしていて、

ご家族やお孫さんともすごく仲良かったそうなのです。

亡くなったのは悲しいですが、最期はこれだけ慕われて、たくさんの人に見守られながら大往生を遂げ、本人も嬉しかっただろうなと思ったのです。


とはいっても、それぞれいろんな事情で、どうしてもひとりで過ごさなくてはならない高齢の方もたくさんいます。

わたしの患者さんで、高齢でひとり暮らしをされている方がいましたが、その方は上手く福祉を使って生活していました。行政にはいろんな福祉のサービスがありますので、くまなく利用されたほうがいいですね。

介護する側についても、国の「介護休業制度」があります。

これは、労働者が要介護状態（負傷、疾病または身体上もしくは精神上の障害により、2週間以上の期間にわたり常時介護を必要とする状態）の家族を持つ人が対象で、対象家族ひとりにつき3回まで、通算93日まで休業できるというものです。

この制度ができてから、20年以上経ちますが、いまだに取得率は1～2パーセントとか。だいぶ寂しい数字のようです。仕事の業種によっては取りにくいこともあるのでしょうが、こういう制度をみんなが気軽に取得できる社会を作るのが、まず大切なことではないかと考えます。

そうしないと、この先の高齢化社会は支えきれないのではないかと思います。劇的に産まれる人の数が増えない限り、高齢化は止まりませんから。

「産業医」を知っていますか？
〜医師の様々な働き方

医師の仕事のひとつに「産業医」というものがあります。

従業員が50人を超える会社には、社員の健康管理を効果的に行うため、嘱託産業医を置くことが義務づけられています。

嘱託産業医は、基本的に、月に1回、会社に訪問し、仕事場所の安全管理と社員の健康管理業務を行います。

敷地内をくまなく巡視したり、健康診断やストレスチェックテストの結果を確認して、必要な人には健康指導や面談をします。また、長時間労働のチェックも行い、残業が月に80時間を超えた人にも、希望を確認の上、面談を行います。

他には、月1回、会社が開く衛生委員会への参加もありますが、後日その委員会の資料を確認し、中身をチェックして対応する場合もあります。

社内の「巡視作業」では、職場環境を見て回ります。

安全面では、棚の上にたくさん物を積んで、落ちてこないか、休憩室の冷蔵庫の中に、入れてある物には記名してあるか、賞味期限が切れてないかなど、かなり細かく見ていきます。

わたしは、事務所よりも、工場や現場仕事の会社を多く受け持っており、防音の器具をつけて作業しているか、ヘルメットが所定の位置にあるか、なども見ます。

変わりどころだと、休憩室や福利厚生についても確認します。女子社員がいるところは、女子用の休憩室が確保されているかなどもチェックします。

こうしてみると、いわゆる医師の仕事（病気を治すなど）とは、だいぶかけ離れたところまで対応するのが「産業医」なのです。

大企業には「専属産業医」がいますが、中小企業は「嘱託産業医」と契約します。勤務契約は会社によってまちまちです。最小だと、2か月に1回・30分訪問、しっかりやる会社では、毎月1～2回・2～3時間訪問で、衛生委員会も出席、としているところもあります。

ただ、やるべきことは変わりませんので、短い時間での契約の場合、それらをすべて時間内に終わらせるのは、意外とタイトです。

特に面談がある場合は、時間内で終わらないこともあります。その場合は、時間延長もしくは、臨時で訪問したり、オンラインで対応したりします。これまでは、産業医面談は対面でしか認められていませんでしたが、コロナが流行ったことで、オンライン面談が認められるようになりました。そうなったことで、逆に面談する方が増えました。

面談をする場合は、健康診断で何かの項目に大きく引っ掛かっている人や、ストレスチェックテストが高得点の人、長時間労働の人などが対象になり、こちらから呼び出すことになるわけですが、本人の同意を得て面談となるので、本人が希望しなければ面談はしません。

事前に人事の担当者から、訪問日に合わせて「面談希望が〇人います」と連絡を受けて対応します。

メンタル面での面談も対応します。

仕事にストレスを抱えている人の相談もあり、会社や人間関係の愚痴を聞くこともあります。最近はがんの治療や手術を終えて、仕事に復帰している人が多く、仕事と両立するためには、どうしたらいいかという相談を受けることも多いです。

他には、従業員の方が休職に入る時や、復帰する時に、産業医との面談が必要となります。それぞれ病院に主治医はいるのですが、その主治医から「この人はしばらく休養が必要です」と診断書が出て、それを基に、産業医が、本当に休業が必要かどうか判断します。

復帰の時も、主治医から「もう大丈夫です」という診断書が出てから、本人と面談して、本当に大丈夫かどうかを確認します。そういう方は無理させず、初めは時短勤務にするとか、残業や出張などは禁止するなど、産業医が助言します。

あくまでも産業医は意見を言う立場なので、最後は会社が判断して、その従業員の方の働き方を決めていきます。

わたしが引き受けている会社は、皆さん従業員に優しく、復帰後は無理がないように時短勤務の相談に応じるなど、配慮されているホワイトな会社がほとんどで、わたしの意見も通らないことは一度もありません。

まれに会社によっては、休職する人は、そのままクビにしてしまうというブラックな会社もあると聞いたことがあります。そういう会社にはぜひお気を付けください。

産業医の仕事は、紹介会社からの紹介や、友人医師の産業医事務所に所属したりして、東京、埼玉近郊で、すべて家から通える会社に行っています。

産業医は、医師免許だけでなく「認定産業医」という資格が、別途必要になる仕事です。

この資格を取るためには「産業医講習」を受けます。1時間で1単位として、50単位ほど取得する講習になります。資格は5年間有効で、更新するにはさらに、20単位の講習を受けることが課せられます。

医師の仕事もしつつ、講習を受けるとなると、なかなか大変ですが、わたしはこの講習自体、とても勉強になるので、好きで受けています。

講習内容は様々ですが、わたしは工場の管理業務などもあるので、空気の濃度などについて学ぶ化学物質の管理や、たばこと健康の関係などを学ぶ環境の管理などの講習を受けました。

他には、メンタルヘルス対策なども学びました。がんなどの治療の治療をしながら仕事をする人への、両立支援についてや、うつ病などのメンタルの疾患の早期発見、健康診断の指導はどうするかなど、常に知識をアップデートしながらやっています。

わたしは嘱託産業医という形で働いていますが、先にも書きましたが、従業員が千人を超える会社は、専属嘱託医を置くことになっています。こういう産業医は、常勤という形で会社に勤務することになり、会社によっては、内科や産婦人科など数人配置していることもあります。

空飛ぶコラム ②

北海道は実は、こんなに広い‼

本州から北海道へ旅行に行こうとすると、たまにしか行けないからと、2~3日しかないのに、あっちもこっちもと欲張って計画を立ててしまうと大変なことになります。

実は北海道は、思った以上に広いのです！

北海道の総面積は「8万3424平方キロメートル」となり、日本の領土の約22％を占めています。どれくらいの広さなのか、パッとイメージがつかないかもしれませんが、九州地方の総面積が「4万4512平方キロメートル」となりますので、すっぽり九州地方が入っても、まだ余裕があるくらいの広さになります。ちなみに、海外の国と比較してみると、オーストリア一国の広さとほぼ同じになります。

北海道の最南端・白神岬から、最北端の宗谷岬までは、650キロ以上の距離があり、公共交通機関を使って行くと、なんと、14時間以上かかります。これで、十分に北海道の広さを分かっていただけると思います。

また、北海道には14の公共用飛行場があります。そのうち、北海道開発局が整備を担当しているのは国管理の4空港（新千歳、函館、釧路、稚内）と、共用空港である札幌飛行場（丘珠）です。特定地方管理の2空港（旭川、帯広）は、旭川市と帯広市が、地方管理の6空港（奥尻、中標津、女満別、紋別、利尻、礼文）は北海道庁が、千歳飛行場は防衛省が整備を実施しています。

ちなみに、わたしが去年一番多く行った紋別に行く場合、羽田空港から紋別オホーツク空港への直通便は1日に1往復しかありませんので、タイミングが合わない場合は、女満別空港に出て、送迎してもらうこともあります。直通便であれば、羽田から病院まで2時間前後で到着しますが、女満別経由だと、4時間前後かかります。

次ページに北海道の地図を掲載しました。主な都市部と空港の位置を記しています。

ぜひその広さを実感してみてください。

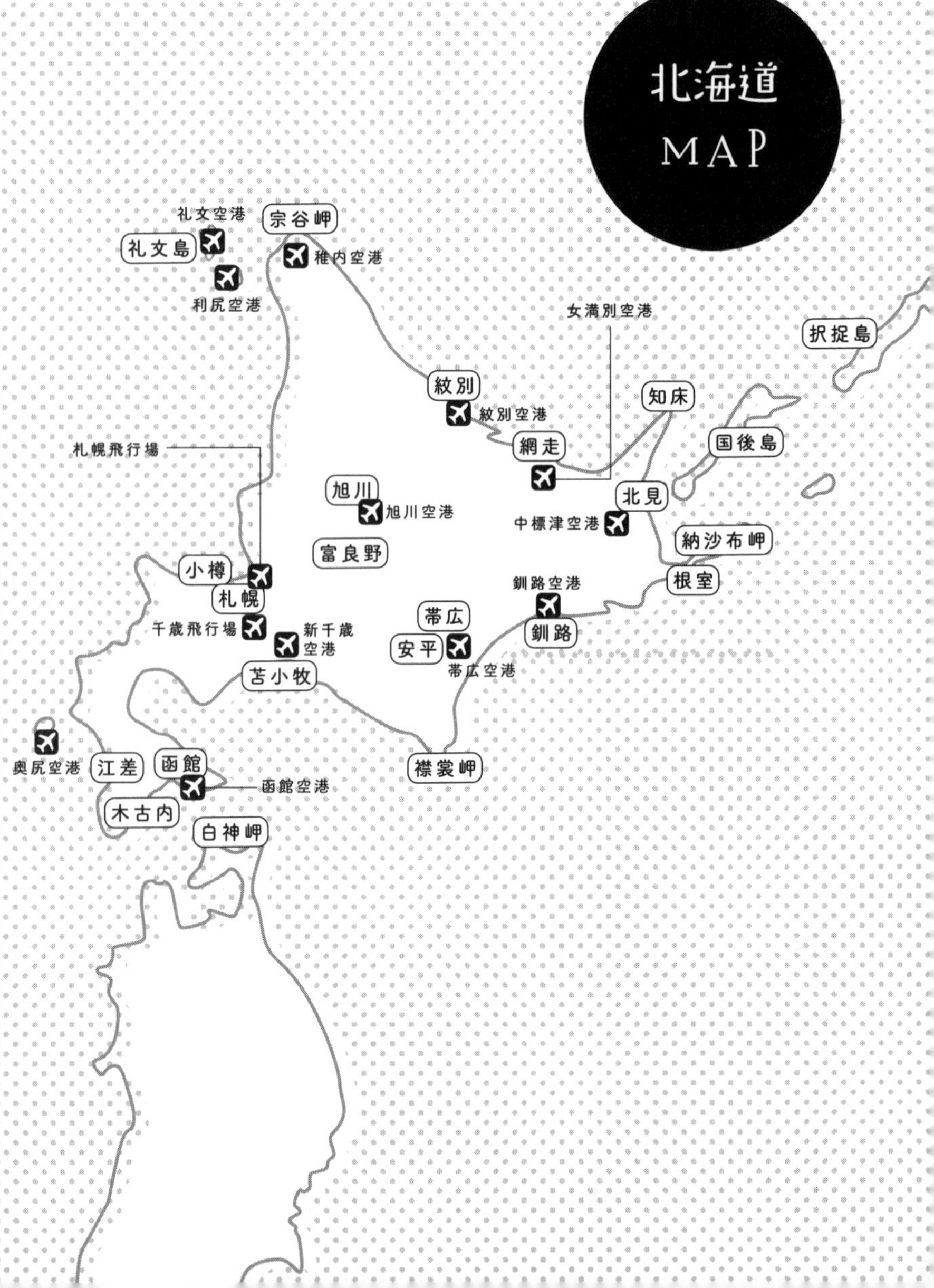
北海道
MAP
礼文空港
宗谷岬
礼文島
稚内空港
利尻空港
女満別空港
択捉島
紋別
知床
紋別空港
国後島
札幌飛行場
網走
旭川
北見
旭川空港
中標津空港
納沙布岬
富良野
小樽
根室
釧路空港
札幌
帯広
千歳飛行場
新千歳
空港
釧路
安平
帯広空港
苫小牧
奥尻空港
江差
函館
襟裳岬
函館空港
木古内
白神岬

CHAPTER
3

フリードクターの楽しみと葛藤

フリードクターの楽しみ その①
～自由な時間と空の写真

前職を辞めたあと、実は少し休んだら、また常勤で仕事をするつもりでいました。ただ娘たちとも、ゆっくり向き合いたいという思いもあったので、そんなに焦ってはおらず、2年くらいは、自由にバイトをしながら、じっくり次を探そうと思っていました。

期間限定のつもりだった、フリーランス医師という立ち位置。それが、途切れなくご縁が繋がるうちに、予定の2年を過ぎて、3年目、4年目と突入していきました。

行ったことのない地域も含めて、全国あちこちに行って、仕事内容も、内科外来、救急日当直、胃カメラ検査、健康診断等と、多様な仕事をするスタイルが、旅行大好き、何でもやりたい、自分の性にピッタリと合ったのでしょう。もうすぐ7年目を迎えます。

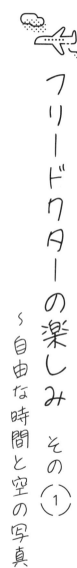

まず、フリーで働くメリットとしては「時間が自由になる」というのが、一番に挙げられます。

現在わたしのスケジュールは、火水は埼玉や都内の病院で働き、木は隔週で県内の訪問診療、残りの金土日月をうまく休みの調整をしながら、北海道や離島などの出張に充てています。

先にも述べたように、娘たちが小さい頃は、1泊のみの仕事を受けていました。今はもう少し泊りも増やしており、その時の家庭の事情に合わせて、自由に変動できるのも魅力です。

時には、春休みや夏休みに合わせて、少し長めに休みを取ることもあります。曜日ごとに別の場所に仕事に行くので、それぞれ1回ずつ休めば、1週間の休みも、比較的取りやすいのです。これが常勤で働いていると、長期間の休みを取ることは、なかなか難しくなってきます。

それから、わたしの場合は、地方にも積極的に行っているので、いろんな町へ行けるということも、メリットのひとつです。移動が長いのはたまに傷ですが、移動自体は嫌いじゃないので、うまく楽しんでいます。

ただ基本的に、移動は夕方から夜が多いです。都内で仕事を終えてから、その足で飛行機に乗るので、現地に着くと、もちろん夜です。翌朝は早くから外来をこなし、夜は当直となると、観光やグルメはなかなか味わえません。

冬は、移動時間は真っ暗で、景色も見えませんが、春夏と日が伸びていくと、夕焼けなどの風景が楽しめました

飛行機の席は、できるだけ窓側にして、移動時間に景色が見える時は、飛行機や降りたあとの車や、電車の景色の写真を撮ることにはまったのです。撮った写真は、即、フェイスブックのストーリーに上げたりして、楽しんでいます。

一昨年、遅ればせながら、古いタイプのスマホからｉＰｈｏｎｅに変えたら、ますますきれいに撮れるようになり、枚数が増えました。幸い晴れ女なので、行く先々でお天気

に恵まれ、真っ青な空と明るい太陽を見ると、気分がすっきりし、どんなに仕事で疲れていても、一瞬でそれらが吹き飛びます。

また、昼休みが取れる時は、東京にいる時も、地方にいる時も、散歩するのが大好きです。

地方での楽しみのひとつに、タクシー運転手さんをはじめとした地元の方々との交流もあります。

現地についてから、空港や駅から病院への移動は、病院の送迎車やタクシーの送迎となりますが、30分から2~3時間と、長時間移動です。

地方にはタクシー会社もそうたくさんないので、運転手さんとも顔見知りになります。

先日は、空港へ送ってもらう途中でトイレ休憩をした時に、運転手さんがアイスクリームをご馳走してくれました。

飛行機に間に合う時間内で、途中で寄り道してくれる運転手さんもいます。

「ここの景色がいいよ」

「ここは花がきれいに見られるよ」

などと連れて行ってくれるのです。そういうちょっとしたことも、息抜きになって楽しいですね。

昨年の夏に、山形の鶴岡に行った時には、ちょうど花火大会の日に当たりました。仕事は金曜の夕方から始まって、土曜の夕方で終わったのですが、もう帰りの飛行機がない時間だったので、延泊して帰京することになりました。

すると、仲が良くなっていた鶴岡タクシーの女性運転手の方と、その花火大会の話となり、一緒に見に行きましょうとなって、その運転手さんの娘さんとお孫さんとわたしの女性４人で見に行き、とてもいい思い出になりました。

時々、新幹線で東北各県に行くのも気分転嫁になります。先日は、岩手県の釜石にも初めて行きました。午前は釜石で仕事をして、午後から盛岡の予定でした。婦人科検診の仕事で、女性の子宮頸がんの検体採取と子宮内診をする仕事でした。バスの中に婦人科の内診台が乗っていて、そこで検診をします。

午前の仕事が終わったあと、移動時間がたっぷりあったので、ドライバーさんから、「途中、遠野を通るのですが、私たちは初めて行くので、寄り道してもいいですか？」と提案がありました。

先生によっては、移動はできるだけ急いで、到着地でゆっくり休憩したいという方が多いようですが、わたしも遠野は初めてでしたし、寄り道は大好きです。「ぜひ！」と即答したのは、言うまでもありません。

車を停められる場所から400メートル先にあるという有名な岩をちょっと見てこようということになったのですが、これが思った以上に遠くて！　山道をなめてはいけませんね。平地の400メートルと山道の400メートルは、全く違います。

3人で、はあはあしながら歩いて、往復40分かけてなんとかバスに辿り着きました。まだ移動先の盛岡の仕事が残っていたのですが、

「これで今日の仕事は、終了した感ですね」と笑いあいました。

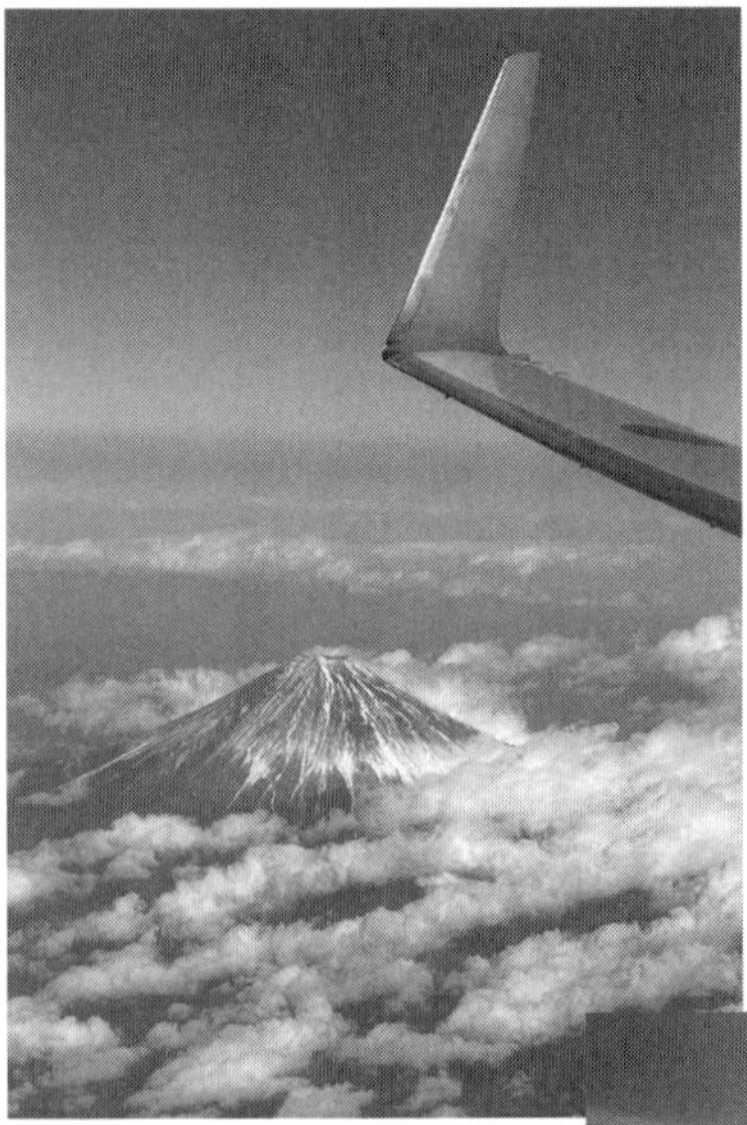

飛行機の窓から見た空の写真
大好きな富士山

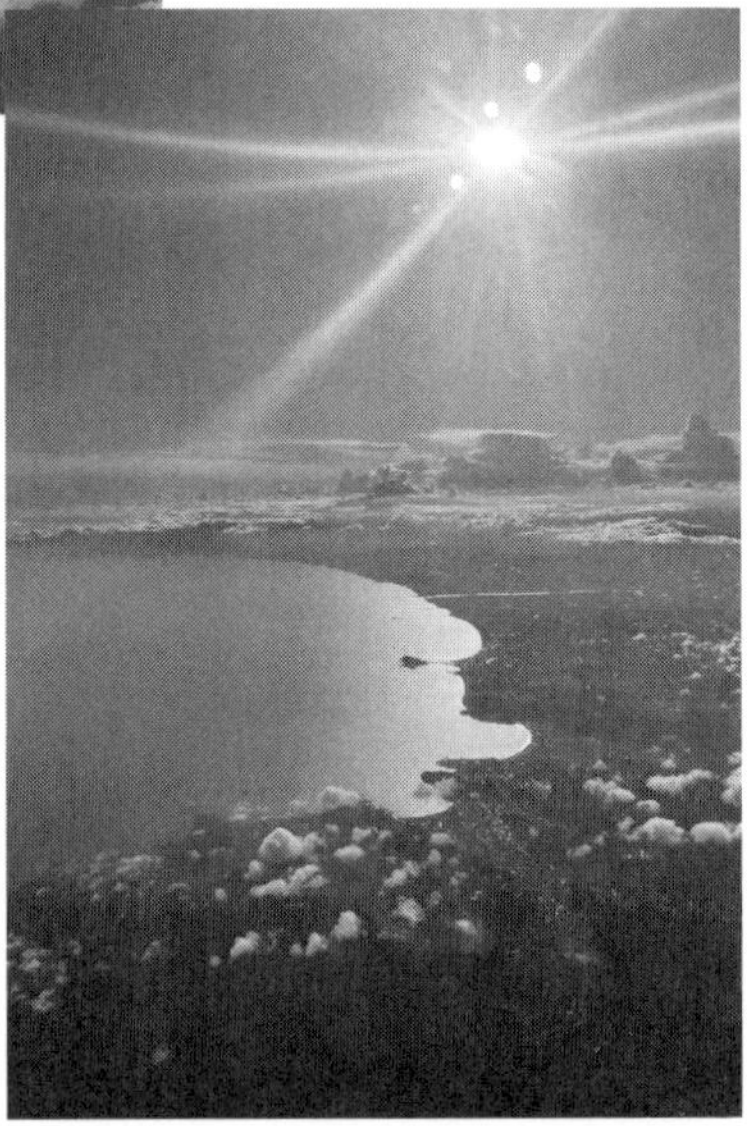

北海道の大地は、湾の形
がはっきり分かります

フリードクターの楽しみ その②

～地産地消？

昼休みや仕事終わりに、時間が取れたら、現地で買い物をするのも、地方に行っての楽しみのひとつです。

道の駅などで、味噌やお米など、現地の特産物を買ってみたり、どうしても体がきつい時は、現地でマッサージを受けてみたり。もらったお給料を現地でそのまま使ってしまうこともままあり、私が「地産地消！」と胸を張っていると、夫からは「少しはお金を持ってかえって家に還元してよ」と言われます。

わたしがよく行く病院は、公立関係が多いので、自治体からお給料をもらっているということになるので、できるだけ現地で還元したいという思いもあるのです。

行く先には、本当に不思議なご縁で繋がれているなということがあります。

フリーになる前の年に、初めてふるさと納税をしました。

申し込みが、年末の12月31日の23時半過ぎと、ぎりぎりになってしまい、ゆっくり返礼品を選んでいる暇がなく、とりあえず、面白いものを検索していたら「雪だるま」が出てきました。子供たちが喜んでくれるかなと思い、選びました。するとそれはのちに、何度も訪問することになる、安平町の雪だるまだったのです。

安平町は、北海道の南西部に位置し、南に苫小牧、西に千歳があります。新千歳空港からは、車で20分前後で着く近さです。

かの有名な競走馬、ディープインパクトが生まれた町として有名で、「ノーザンホースパーク」という馬と触れ合えるレジャー施設があり、国内でのチーズ製造の発祥の地としても有名です。

当時はどんな町かも分からず返礼品を選んでいましたが、翌年フリーになった初年に、安平町へ行く機会があったのです。ちょうど現地に大学の同期がおり、彼の医院の代診を頼まれ、行くことになりました。何も知らずに現地に行くと、町の郵便局の屋根に、たくさんの雪だるまが並んでいて、それを見てようやく、あのふるさと納税で頼んだ町だと気付きました。

地元の人に聞いたところによると、わたしが仕事で行っていた病院の近くに雪だるまの倉庫があり、あの郵便局もありました。どうやら、郵便局長さんが、その雪だるまに熱心だったようですが、亡くなってしまい、今は返礼品としてもなくなってしまったようです。

ちなみに届いた雪だるまは、発砲スチロールに入って、クール宅急便で届きました。大きさは40～50センチほどありました。なぜか夏に届いたのですが、子供たちが遊んだあと、ベランダに置いたままにしたら、一晩で溶けてしまいました。

一昨年と昨年、一番行く機会が多かった紋別でも、同じような経験がありました。紋別に行く前の年に、ふるさと納税で「流氷」を頼んだのです。流氷を選んだ理由も、何か面白そうだなというのと、子供たちに見せてあげたいということからでした。

するると翌年、紋別の仕事を受けるようになったのです。どちらも偶然だと思いますが、ふるさと納税をしたことで、きっと仕事に繋がるご縁をいただけたのだと、面白く思いました。

残念ながら、今は紋別の流氷も返礼品としてはなくなってしまったようですが、当時は雪だるまと同じように、発泡スチロールに入って、30×40センチくらいの大きさで届きました。一晩で溶けた雪だるまの時の教訓を生かし、ベランダで子供たちに遊ばせたあと、すぐに発泡スチロールに収納しておいたら、少しずつ小さくなって、3日くらい持ちました。

他には、鹿児島県のふるさと納税で、屋久杉に、好きな文字を掘ってくれるという返礼品を頼んだことがありました。長女の名前を入れてもらいました。そしてフリー初年から、今も不定期に種子島で仕事をしています。

様々な場所に行くので、

「土地土地で美味しいものを食べるの？」

と聞かれることもありますが、仕事の前泊や後泊の時に、たまに外食して食べることはあります。数年各地に通うようになって、ようやく余裕が出て、楽しむようになったという感じです。

当直の時は「検食」といって、患者さんと同じ病院の食事を食べてチェックするのも仕事です。検食簿もしっかり記載しなくてはいけません。

それでも最近は、勤務の前後に、稚内ではとれたてのうに丼を食べたり、紋別では現地で長く勤務している先生から、港の組合売店に安くて美味しい生ホタテがあると聞いて、昨年初めて予約して買って帰ったりしています。５００グラム１５００円と激安で、冷凍では味わえなかった甘さに、とても感激しました。

山形県の鶴岡では、後泊のホテルの近くの鰻屋さんに行きました。

その店のメニューに「もってのほか」というものがありました。珍しいなと思い、注文してみると、紫色の食用菊のおひたしでした。しゃきしゃきして、とても美味しかったです。

菊は薬膳においても、特に、呼吸器にいいと言われています。猛暑のあとなど、外気が涼しくなってきても、体に余熱がたまっていると咳が出やすく、呼吸器の病気にもなりやすいです。秋の初めに菊を食べると、体の余熱を追い出してくれますので、とてもお勧めな食材です。

この時、わたしが食べた「もってのほか」の正式名は「延命楽」というそうです。名前の由来は諸説あるようですが、そのひとつに「天皇家の御紋である菊を食べるなんでけしからん！」という説があるとか。他にも「もってのほか美味しい」や「〇〇に食べさせるなんてもってのほか」など、色々あるようです。

収穫時期は10月下旬〜11月上旬と旬は短いようですが、機会があったら、ぜひ食べてみてほしいですね。

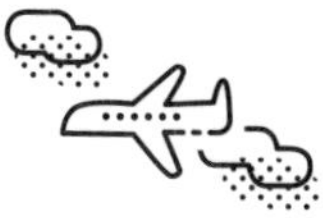

フリードクターの楽しみ その③
〜家族にもたくさんの経験を

普段はもちろん、わたしだけで仕事先を行き来しているのですが、週末や春休みや夏休みなどの長期の休みの時は、仕事先に家族も一緒に行くこともあります。そもそも、富良野の仕事の際に、先方から家族を連れてきてよいと提案があったのです。

コロナになってからは、そういうこともぐっと減りましたが、富良野では、冬には子供たちにも雪を楽しんでもらいました。

種子島にも、当時入ったばかりの中学を不登校になって家にいた長女を連れて行ったことがありました。

家族の分の交通費はわたしが負担します。宿泊については、病院によって、アパートを用意してくれたり、ホテルを用意してくれたりしますが、前述の富良野のアパートは、家族を呼んでもいいように、２ＬＤＫなどの広さでした。


種子島は富良野と違って家族を連れて行けるかどうか分からなかったので、まず初めての勤務の際にいつものように一生懸命働き、実績を作ってから、

「次回、不登校の長女も、連れてきていいですか」

と病院の方にお尋ねしたところ、快諾してくださいました。

長女は基本的に家に引きこもりだったので、当直室に引きこもりでも全然オーケーでした。それでも窓からの景色を見たりして、気分転換になったようでよかったです。

また有料ですが、長女の食事も病院食を用意してくださり、普段経験できないことができて、長女も満足そうでした。

その後、夫と次女も種子島に足を運ぶようになり、わたしが働いている間は、夫と子供

たちだけで島を観光したり、海で遊んだり、仕事終わりに合流して、隣の屋久島に足を延ばしたりもしました。

冬の北海道にも何度か連れて行きました。

初めの年は富良野へ。次の年は旭川、その後は留寿都と、毎年冬は北海道で雪遊びをするのが、子供たちの定番の楽しみとなりました。

北海道の雪はさらさらのパウダースノーで、ダウンコートに落ちてきた雪がすぐに溶けずにそのまま残り、雪の結晶の形まで、くっきりと見られました。これにはわたしも感激し、子供たちを連れてきてよかったなと思った出来事でした。

2020年の冬は、コロナもあり、子供たちを北海道に連れて行くことができませんでした。すると、

「今年は北海道で雪遊びできないの？」

と、次女に言われてしまいました。雪は北海道で見るもの、とインプットされてしまっ

たようでした。

次の年のゴールデンウイークに、ちょうどオホーツクで仕事が入りました。摩周湖がある弟子屈町《てしかがちょう》の病院で働いたあと、引き続き、北見の病院で仕事でした。北見といえば、カーリングのロコソラーレが活動している町で有名です。

２０１８年の平昌五輪の際、試合の休憩中に、もぐもぐタイムでお菓子を食べることが話題になりましたね。その時食べていた、銘菓「赤いサイロ」はすぐに売り切れる人気のお菓子ですが、とても美味しいので、わたしも見かけると、必ず買って、友人たちに配りまくりました。

そのゴールデンウイークのラスト、３日間だけ休みがとれたので、夫に北見まで子供たちを連れてきてもらい、彼は仕事があったのでそのまま帰りましたが、その後３日間、子供たちと３人で知床旅行に行きました。すると知床湖で、ちょうど雪が降ったのです！その前の冬に雪遊びができなかったので、子供たちは大喜びでした。

その後は、北海道での雪遊びはできていませんが、子供たちも大きくなったので「雪遊びしないの？」とも言わなくなりました。

他の地域では、和歌山県などにも連れて行きました。コロナ前は、和歌山県や三重県各地での仕事も多かったのです。

特に白浜が気に入りました。海がとてもきれいで、アドベンチャーワールドのパンダも可愛らしく、仕事がない時でも旅行に行くほどになりました。

自分自身が好奇心旺盛なせいか、せっかくなので娘たちにもできるだけ色々な経験をしてほしいなと思っています。子供はどんどんと成長していくので、いつまで一緒にいてくれるか分かりませんが、今後も機会があれば、ぜひ色々な地域に連れて行きたいと思っています。

フリードクターの葛藤 その①
～安定か自由か

なんだか楽しそうなことばかり書いてしまいましたが、もちろんフリードクターでいることのデメリットもあります。もしかしたら、そちらのほうが多いかもしれません。

どの業種でも同じだと思いますが、とにかくフリーで働くということは、自由はありますが、安定がありません。医師でも、突然クビになることも、もちろんあります。また病院の体制も都度変わるので、どうしてもそれに振り回されることは、多々あります。

北海道に行くきっかけとなった富良野も、初めは毎月、時には毎週のように行っており、交通費もいくらでも出すから、どうぞ来てくださいという感じでした。実際、東京どころか、九州から先生を呼んだりもしていました。

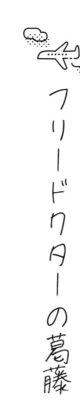

その後、病院の体制が変わってしまい、年々行く回数が減り、2023年は1か月単位での医師募集しかなかったので、もう行く機会がないかなと思っていたら、12月に入ってお呼びがかかって、久しぶりに行ってきました。

道内でも最初に通うようになった町なので、行くたびに懐かしさを感じます。

また、今一番行っている紋別も、1年契約となっており、2023年の年末時点で、次の4月からの契約がどうなるか不明な状況でした。胃カメラができる常勤の先生が入ってきて、一生懸命仕事をされているので、4月以降は非常勤はいらないと言われて、契約終了になる可能性が高かったのです。

とは言いながら、内科外来では、大学病院の先生が交代で来ることになったから、わたしはもういらないかもしれない、と言われながら、結局2年連続更新していました。

来年（令和6年）度に関しては、その後、年明けに正式に胃カメラは終了、内科は継続の上、回数が増えることになりました。

このように、とにかくぎりぎりまで先が見えずに、その時の状況に流されていくのがフリーの宿命です。

函館の南方に、木古内《きこない》という町があります。人口３６００人前後の海辺の小さな町です。北海道新幹線が停車する木古内駅は、北海道の最南端の駅です。この木古内の病院で初めて定期非常勤の契約をしたのですが、７か月で契約が終了しました。毎週でなくても、月に2回、３回で構わないから来てほしいと言われて、スケジュールが合う範囲で行っていましたが、年度替わりに、常勤医が入るから3月いっぱいで終了です、と通達され、契約が終わってしまいました。

その病院には常勤で女医さんがいらして、わたしが契約終了になったのを聞いて、最後の日に、当直明けで、わたしが出勤するまで待っていてくださいました。しかも、餞別まで持ってお別れに来てくれました。事務長さんも非常に残念がってくれたのが、救いでした。

わたしはどこの病院でも手を抜くことはせず、真摯に仕事に向き合うので、病院の事情なら仕方がないと思うようにしていますが、まれに、大きな力には勝てないなと痛感することもあります。

先日も、ある病院に東京の大学病院の准教授が下見に来ていました。大学病院は派遣できる医師の数が多いので、地方の病院もフリードクターに都度来てもらうよりは、一括して大学病院に依頼したほうが、安心感もあるでしょうし、ネームバリューには勝てません。

今までどこかの契約が切れると、また別の場所の仕事が来ていたので、これまで全く仕事が切れたということはありませんが、やはり心配なところはあります。

それまでは、仕事に行って、帰る時に「また次もお願いします」と言われていたのに、そのひとことがないと、もう次はないのかなと、疑心暗鬼になってしまうことも……。

そんなに気苦労するなら、常勤の仕事に就けばいいだけの話ですが、そう踏み切れないのも、今の仕事の仕方に魅力を感じるからなのです。

「自由」と「安定」、どちらも一緒に取ることは、なかなか難しいものです。

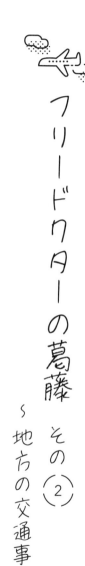

フリードクターの葛藤 その②
～地方の交通事情

東京や埼玉で生活をしていると、交通の便の良さに慣れてしまいます。電車もバスも、時刻表を見ることはほとんどありません。5分もすれば次の電車やバスが来るからです。

でも地方はそういうわけにはいきません。電車も数時間に1本ということもよくありますし、バスだと、朝と夕だけ、時には1日1本しか走っていなかったりと、前もって時間を確認してから行かないと、痛い目に遭うことがしばしばあります。

それに加えて、冬の北海道は交通に大打撃を与えます。雪で飛行機が飛ばないこともしょっちゅうです。JR北海道は、雪予報だけで運休することが多いです。初めて稚内に仕事に行った時も、大変な目に遭いました。

稚内は北海道の最北端、宗谷岬があるところです。

わたしは前日に、苫小牧で仕事をしていました。苫小牧は札幌寄りで、新千歳空港まですぐの場所にあります。

午前中に苫小牧で仕事をして、夕方の便で稚内に行こうとしたところ、この時はコロナ禍の真っ最中で、経済欠航になってしまいました。次の手段としては電車になるわけですが、飛行機なら1時間で行けるところを、各停や特急を乗り継いで、6～7時間もかかります。ちなみに、東京～博多間が、新幹線で5時間強なので、これだけでも北海道の広さを実感していただけると思います。

この時はどうしようもないので、JRで向かうことにしました。すると今度は、最後に乗車予定の特急が故障で運休してしまったのです。臨時列車を含めて、各停を乗り継ぎ、結局、稚内に着いたのは、夜中の1時でした。病院が用意してくれたホテルにチェックインし、ベッドに入ったのは3時。そして、翌朝7時には病院へ行くというハードスケジュールとなってしまいました。

翌年は、函館から稚内へ向かうことがありました。

函館は北海道の玄関口というくらい南ですので、稚内まで実に６００キロ以上の距離があります。その時は、土曜日に函館で仕事をして、月曜日から稚内で仕事でしたので、日曜日を移動日に充てていました。

まず、函館から新千歳空港へは、飛行機が飛んだのですが、千歳から稚内への飛行機が雪で欠航となりました。その上、札幌到着のＪＲがすべて運休となってしまいました。だったら、バスで札幌へ向かおうと思いましたが、今度はバスも運休してしまったのです。

たまたま、数日前に新聞で「雪のための最強の除雪部隊」という記事を読んで、旭川と稚内を結ぶ宗谷線が雪に強いことを知ったばかりでした。実際その日は午後から、ＪＲ北海道ほぼ全便運休だったところ、夜8時旭川発稚内行きの「特急宗谷」だけが走ったのです。

ただ、旭川に出るには、空路でいったん羽田空港に戻って、また飛行機で旭川に出るしかありません。出発寸前の羽田行きの飛行機に飛び乗って、羽田で飛行機を乗り換えて、旭川に行き、駅までタクシーを走らせ、特急に飛び乗り、かなりスリリングでしたが、無事稚内に辿り着きました。

これは、滅多にない事例ですが、わたしが病院に行かないと、たくさんの人が困りますので、常にあらゆる手段を考えます。

地方はどうしても、車移動のほうが便利です。車がないと生活ができない地域もたくさんあります。高齢になって車の免許を返納したほうがいいという動きもありますが、地方の人にとっては死活問題です。その分、公共の交通を充実してもらわないといけないと思います。

北海道の場合、充実させるどころか、鉄道路線自体が少なく、年々廃線となっていると聞きます。代替のバスを走らせているようですが、それも次第に減っているそうです。

一方で、北海道新幹線の工事が着々と進められています。

現在は、青森駅から新函館北斗駅まで完成していますが、2030年を目標に、札幌駅まで延伸工事が行われています。何年先になるのか分かりません。最終的には旭川まで伸びるという話も出ています。新幹線が走れば、一部は道内の交通の便はよくなるのかもしれません。

これは道内での移動の話となりますが、わたしの自宅から遠方の勤務地に向かうのも、なかなか一苦労です。

種子島に行く場合は、まず自宅から羽田空港へ向かい、羽田から鹿児島空港まで飛行機に乗ります。そこで乗り換えて、種子島空港へとなりますが、朝9時に家を出て、現地に着くのは16時過ぎになり、実に7時間の移動です。

コロナ前には、三重県や和歌山県内の市町村にもよく行っていたのですが、こちらも北海道の市町村に行く場合と同じくらいか、時にはそれ以上時間がかかります。中部国際空港からは船や電車、新幹線名古屋駅からはＪＲや近鉄に乗り換えるので、7～8時間はかかるのです。

これが僻地といわれてしまう所以なのだと思います。もう少し楽に現地に行ければ、もっと頻繁に行きたい地域もあるのですが、この移動時間を考えると、しょっちゅうは厳しいです。僻地に医師が行かないのは、こういった理由も大きいのだと思います。

コロナ禍では、地方から自宅に帰る時に、こんなこともありました。

木古内から帰京する時は、北海道新幹線を利用して、大宮駅経由で自宅に帰っていたのですが、現地を16時30分に乗車して、家に着くのは21時過ぎです。

16時に仕事を終えて、すぐに駅に向かっても、駅に売店はなく、道の駅の売店は、コロナで早仕舞いをしており、もちろん新幹線の車内販売も中止中です。なんとか空腹を抑えながら大宮駅に着くと20時。駅中のお店が閉まる時間です。結局、毎回空腹を抱えて、家に帰っていました。

地方での移動、またその現地に着くまでの交通事情は色々と問題があります。この交通の便の悪さは、医療を提供する上においても、非常に問題になることもあるのです。

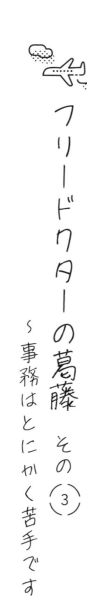

フリードクターの葛藤 その③
～事務はとにかく苦手です

フリーになると、給料が上がるという職業もありますね。途中で色々と手数料を引かれずに済むからだと思うのですが、フリーになった医師の給料は、働く環境によって、だいぶ異なってきます。

だいたいの給料の相場はありますが、以前よりその金額は落ちていて、健康診断などの仕事は、5～6年前より半額になっています。ただ、人が足らないと直前になって、金額が跳ね上がることもあります。株価の値動きのようですね。

わたしが行っている北海道や種子島の病院は、公立病院が多いのですが、給料は様々です。常勤の先生もそうですが、夜は寝ないで救急対応をし、朝もそのまま外来対応をした場合、その働き分を時給に換算すると、東京都の最低時給とほとんど変わらなくなる場合もあります。

また、勤務医と開業医でも給料は違います。特に、大学病院での勤務はとても安いことが多いです。教授でもそれほどもらってないようです。

一方、美容外科などの自由診療を行っている医師は給料がよかったりもします。

ピンキリですが、公立病院の給料の倍はもらっている先生もいると聞きます。

特にコロナ禍の間は、コロナの診察はせずにPCR検査や抗原検査だけを請け負って、助成金をもらったクリニックがいくつもあったそうです。

ワイン卸業者の友人が、コロナでお酒が出なくなってしまい、その年の1月~10月が大赤字で大変だったのに、一部の儲かった美容系などの先生方が、税金対策も兼ねて高いお酒を買ってくれて、11月と12月の売上が、その年の10月までの赤字を全部補ってくれたと言っていました。

手っ取り早く稼ぎたければ、そういう自由診療のクリニックなどで働くのも手だと思いますが、わたしはそこに魅力を感じません。もともと、医師になった理由が、父の病気からで、患者の家族という立場が根本にあるからです。

お給料は各病院、クリニックから月ごとに振り込まれます。

年明けに、それぞれから源泉徴収票が届きますが、ある年では全部で48枚になったこともありました。

税理士を雇っていないので、確定申告の準備も自分でします。給与所得となるので、経費は一律の金額です。

いくつか支払調書が届くこともあります。産業医の仕事やテレビの取材、本の監修をした時はそうでした。源泉徴収票とは違って、消費税が入っているので、これからインボイスが始まると、また事務処理にひと手間かかりそうです。

確定申告では、昨年痛い目にあいました。

コロナの時期は申告時期に猶予がありましたので、2022年の申告もそのつもりでいたら、すでに猶予期間はなく、3月15日が期限でした。慌てて、16日に書類を提出して納税もしましたが、延滞税がついてしまったのです。

1日遅れではあるけれど、計算された正しい金額の振り込みもすでにしていたのに、税務署の手続きが終わったのが6月だったため、1日分ではなく、その6月までの3か月間分のかなりの額の延滞税が付いてしまったのはショックでした。期限は、どんなことがあっても厳守しないといけないと肝に銘じました。

スケジュールもすべて、自分で管理しています。

だいたい決まった曜日で仕事を受けているので、さほど混乱することはないですが、1回だけ、ダブルブッキングをしてしまったことがありました。

幸い気が付いたのは、勤務の2か月くらい前でした。

友人医師から直接頼まれて引き受けた仕事と、紹介会社から紹介された仕事が、一部日程で重なってしまっていたのです。「やってしまった！」と、とても焦りました。

すぐに紹介会社に連絡して、相談したところ、

「キャンセルしておくので大丈夫ですよ」

と、わたしに負担をかけないように言ってくれて、事なきを得ました。

それまで、その紹介会社からの仕事はキャンセルしたことがなかったので、とても申し訳なかったです。

スケジュール帳を確認せず入れてしまっていたのだと思います。フリーで仕事をしていくには、信用も大切になってきますので、仕事に穴を空けるのは絶対の御法度です。本当に気を付けないと、と肝に銘じた出来事でした。

フリーでいると、こういう事務仕事まで自分でやらないといけないのが、デメリットのひとつかもしれません。

マイナス25度のオンコール
～北海道の過ごし方

初めて富良野に行ったのは5月でした。気候的にはとてもいい時期です。いつまで北海道の仕事を続けるかは、その時はまだ、未定でしたが、冬の仕事は無理だと思っていました。もともと冷え性で、寒さが苦手なので、紹介会社の方にも、12月以降の仕事は受けられないと話をしていました。

それがある時、現地のタクシーの運転手さんや病院の職員さんに、

「富良野の冬の寒さはどういう感じなんですか?」

と尋ねたところ、みんな口を揃えて「全然楽勝だよ」と言ったのです。それを聞いて「それなら大丈夫なのかな」と、冬の仕事も受けてみることにしたのです。

ただ外気温は、マイナス25度になるとのことでした。もう想像がつかない気温ですね。

冬の北海道に行くようになって感じたのは、言われていた通り「思ったより寒さは大丈夫」ということでした。まず、外にいる時間が少ないのです。移動はだいたい車ですし、部屋に入れば、どこもびっくりするくらい暖かくなっています。コンビニさえも、入った瞬間に体が温まるくらい室温が高く、寒いと思うことがあまりないのです。

富良野でオンコールの仕事をした時、病院が用意してくれていたアパートは、病院まで歩いて5分ほどのところにありました。タクシーを呼んでもいいのですが、歩いたほうが早いので、わたしは歩いて病院に戻っていました。

その時は、もちろんダウンコートを着て、耳あて、手袋、ショールで完全防寒をしていきます。

肌を見せずに、もこもこにしていれば、マイナス25度の中でも、意外にも寒さを感じず、病院の往復ができました。

北海道は雪が降ると、風があまり吹かないようで、昼間は雪に光に反射するせいか、想像するより暖かいです。

逆に、富良野の仕事のあと、帰宅途中、駅から自宅までの道のりが、ビル風が吹いていて、あまりに寒くてびっくりしたことがありました。関東のほうが、風が吹く分、寒く感じる気がします。

首都圏は、冬は部屋の中もそれなりに暖房は効いていますが、肌寒い程度しかエアコンを入れていない場合が多く、室内でも上着を着たいなと思うこともたびたびあります。

寒い地域だと、二重サッシになっていて、外気がほとんど部屋に入らない作りになっているところもよくみかけます。そういった部屋の防寒自体、関東と北海道では感覚が違うのだろうなと思います。

ですから、冬の北海道でも、ダウンコートを着ていれば、中は比較的なんでも大丈夫です。

わたしはだいたい、ユニクロのウールかカシミヤのセーターと、下は黒のパンツに、ショールを巻いていくことが多いです。ダウンコートは分厚いものから薄手まで数着用意していて、時期に合わせて変えます。ダウンコートもすべてユニクロです。

また、気温が０度以下で、肌が出ていると、かなり寒いので、耳あて、手袋は必須です。これらは、１００円ショップの物を使っています。意外に暖かいし、可愛いものが多いんですよ。

北海道の雪は、サラサラなパウダースノーなので、傘もいらないくらいです。数年前までは、普段履いている、５本指の靴で雪の中を歩いていました。

「ビグラム」というこの５本指の靴は、知り合いの整体師兼トレーナーに勧められて履くようになりました。その靴を履くと、裸足ウォーキング的な歩き方をするので、足が丈夫になると聞いたのです。

もともと5本指ソックスは好きで履いていました。仕事も忙しく、運動する暇もないので、手っ取り早く足を鍛えようと履きだしました。いざ毎日履いてみると、とても歩きやすく、それから愛用しています。ただこの靴の欠点は、指の間が布になっているので、雨の日などに履くと、水が中にしみ込んでくることです。北海道のサラサラの雪であれば、問題なく履けました。

最近は温暖化のせいなのか、道南や苫小牧などの雪は、比較的本州に近い、べちゃべちゃした雪のことも多く、その雪だと5本指の靴では不便なので、ブーツを履くようになりました。

一昨年苫小牧に行った時に、急に雪が降りだし、足元が不安になったので、現地の友人にお店に連れて行ってもらい、ブーツを買いました。

北海道で売られているブーツは、がっちりとして、足裏に小さな釘みたいなものが2個くらいついていて、滑らないようになっているのです。その釘みたいなものは折りたためるようになっていて、とても実用的にできていました。さすが雪国仕様だなと思いました。

仕事に穴はあけられない！

～わたしの健康管理法

わたしの場合、北海道や種子島など、遠方での仕事が多いので、もし直前に体調を崩して代診を頼もうとしても、人が見つからない可能性が高いです。そうならないように、体調管理には人一倍、気を遣うようにしています。

以前、ＷＥＢページにインフルエンザの予防法を頼まれて書いたのですが、それにも記した通り、やはり「気合」も大事なのかもしれません。

仕事で忙しい時期や大事なイベントがある時は、気を張っているせいか、病気にならずに過ごし、それらがいったん落ち着いて、ふっと気が抜けた瞬間、体調を崩すという経験をされた方も多いでしょう。「病気」という字も、「やまい」は「き」からと書きますので、ある程度の気合が必要なのだと思います。

わたしはもともと、気管支が弱く、年に1度くらい、風邪をひき、ゲホゲホ咳が出ることがありました。ただ、熱は出なかったので、そのまま職場で仕事をしていました。

コロナ禍になってからは、咳をすることはご法度になったので、喉を乾燥させないように、こまめに水分を取っていますし、また、以前から、診察の時は生姜の入ったミルクティーを飲んだりなど、工夫をしています。

そこにさらには気合で、風邪をひかないように心がけていました。そのおかげか、コロナ中から今において、ほとんど体調を崩さずにいます。

それでもたまには、ちょっと調子が悪いかなということもあります。喉に違和感を覚えれば、すぐにはちみつを舐めるようにしています。

はちみつは、咳にも、とてもいいです。

イギリスでは、普通に医学のマニュアルにも、はちみつの効能が載っており、咳の患者の第一選択に入っています。わたしも、患者さんによっては、勧めることもあります。ただし、0歳児にはちみつは厳禁です。

わたしの子供たちにも、風邪気味だなと思う時は、まず、はちみつを舐めさせて様子をみます。医師は古来の日本では「お匙」と呼ばれたように、西洋の薬も食養生もさじ加減です。子供には特に、必要な薬は早期に使い、不必要な薬にはできるだけ頼らないようにさせたいなという思いがあります。

はちみつは、ブドウ糖などが添加されていない純粋のものがよく、直接舐めてもいいですし、紅茶やミルクに入れて飲むのもいいです。

体調を維持するにあたって、漢方薬を飲むこともあります。

夏は五苓散を飲んだり、冬は八味地黄丸を飲んだりします。わたしは、腎が弱いタイプなので、八味地黄丸は体を温めてくれるため、とても効果を感じます。

ただ、本格的に体調が優れない時は、ロキソニンなどを飲んだり、睡眠をたっぷりとって、なんとか凌ぐこともあります。忙しくて寝る時間がない時も、長い移動の隙間時間をうまく使って、寝るようにしています。

体調管理には、食事も大切です。

まずは、ご飯をしっかり食べることです。経験上、できるだけ温かいものを取るほうがいいと思います。コンビニの冷たい食べ物よりは、ファーストフードでもいいから、温かいものを食べるように心がけています。

病院にいる時は、だいたい検食を食べるので、問題はありません。栄養士さんがバランスを考えたメニューなので、これほど体にいい食事はありません。ただ、病人食なので、徹夜で働いている当直の時は、エネルギー的に足りない時もあります。そういう時は、レトルトカレーや魚の缶詰、コンビニ惣菜（できるだけ肉魚や卵等のタンパク質）の出番です。

体のことを考えると、やはり食事と生活の養生に行きつくわけですが、薬膳にも興味を持ち、個人的に勉強をしています。今はあまり行けていませんが、以前は月1回、勉強会に参加し、薬膳料理をいただいていました。薬膳を勉強すると、食材や自分の体にとても向き合うようになるので、さらに健康というものを意識するようになります。

先輩や同級生に漢方専門医として指導的な立場の人たちもいるので、たまに相談したり、話を聞いたりすることもあります。中には「体を冷やしてはいけない」「甘いものを食べてはいけない」「足湯を毎日しないといけない」などと、かなりストイックな先生もいますが、わたしはそこまで厳しくせずに、気楽にできる範囲で取り入れるようにしています。

またアロマテラピーやアーユルヴェーダなども好きで、セミナーなどで知識を増やし、生活習慣病などの食事や運動療法のアドバイスをする時に、そういったものも交えて説明することもあります。


適度な息抜きも大事かなと思っています。

これまでで一番大きな息抜きは、世間的にコロナが明けた昨年の春なのですが、飛行機の中からオーロラを見るために、弾丸でパリ経由世界一周したことです。

旅行仲間の方から情報をいただいて、去年と今年がオーロラの当たり年なことと、現在暫定的に、日本とヨーロッパを結ぶ航路が、ロシア上空を迂回して北極圏を飛ぶため、見える可能性が高いということなのです。迷いはしましたが、そんな機会はそうないなと思い、また、マイルもたまって、無料で行ってこれそうだったので、思い切って行くことにしました。

安平での仕事を終えたあと、新千歳→羽田→パリ→羽田と、1泊3日の世界一周の寄り道しての帰宅となりました。

オーロラは想像以上に美しく、また明日から頑張ろうと思えた一日でした。

忙しい毎日を乗り切るには、たまにはこういうご褒美も大切ですね。

バッグの中には枕と水着!?

〜空を飛ぶための必須アイテム

遠出の仕事に行く時は、キャリーケースに必要なものを詰め込んで行きます。

先日、2年使ったオレンジ色のキャリーケースが壊れました。出張にも旅行にも連れ歩いた相棒でした。

帰京途中で破損しましたが、家に着くまでは何とか使えて、助かりました。昨年だけでも、JAL128回、ANA83回、他航空会社数回、新幹線も何度も乗った、重い中身でのハードな使用によく耐えてくれました。

そんな相棒のキャリーケースに、必ず入れているものは「枕」です。

病院やホテルの枕は、寝づらいことも多く、普段から首がすごく凝るのもあり、お気に入りの枕を持ち歩いています。

それは、そんなに高価なものではなく、実は本の付録についている枕です。最近そういう書籍が増えていますよね。読み物なのか、物自体を販売したいのかよく分からないような……。

とりあえず「この枕がいい！」と書いてあるものを、5〜6個買いこんで、色々試しました。その中で1個だけ、頭にしっくりくるものがあったので、同じものを2個買って、自宅用と、持ち歩き用にしています。低反発の枕で、小さく折り曲げられるので、簡単にバッグに入れられて、重宝しています。

そしてもうひとつ、必ず入れているものは「水着」です。

泳ぐのが好きで、以前はよく、自宅近くのジムのプールに通っていました。泳ぐと肩を動かすので、肩こり解消にもなって、とてもいいのです。

北海道でも、病院の近くのプールに行くことがあります。

ほとんどの市町村に住民プールがあって、夜などに時間の隙間を縫って行きます。閉館間際に行ったりするので、15~20分ほどで切り上げることが多いです。

たいていのプールにはジャグジーもあるので、あまり泳ぐ気分ではないなという時は、ジャグジーに浸かって出てくることもあります。とても気分転換になっていいです。

もともと「水」が好きで、プールに限らず、旅行先で湖や川を見つけて、泳げそうな場所なら、とりあえず入ってみます。

大学時代に友人と行った旅行でも、できるだけプールがついているユースホステルに泊まっていました。また、大学の時は水泳部の副部長をしていて、プールの鍵を持っていたので、つらいことがあると、真夜中にひとりでプールに入ることもありました。嫌なことはすべて、水に流そうという思いで……。本当はいけなかったかもしれませんが、もう時効ですね。もちろん、温泉も好きです。ホテルに温泉がついていると最高です。

医師の必須アイテムである聴診器は、特に持ち歩きません。病院で用意してくれたものを使います。先生によっては、マイ聴診器を持ち歩く人もいますが、だいたいは、病院で借ります。わたし専用の聴診器を用意してくれた病院もありましたが、基本は診察机に共用で用意されています。

白衣も病院で用意してくれます。だいたい出勤すると、その日着る白衣が、畳んでおいてあります。病院の白衣を着るのが嫌な先生は、マイネーム入りを着る人もいます。わたしはこだわりがないので、現地で借りて仕事をします。

都内の健診クリニックは、週1回の勤務が5年目に入った時に、わたしのネーム入りのスクラブと白衣を用意してくれました。2着ずつあって、その日の仕事が終わると、クリーニングに出して帰ります。

この3年間続いたコロナのワクチン接種の仕事の時は、自分で白衣を持っていきました。首都圏では世田谷区や八王子市の会場などに行きましたが、医師だけでも7~8人おり、おそらくすべてを用意するのは難しいので、そういうところは「自分で持参してください」と通達があります。

ちなみに、白衣の下は基本、何を着てもいいですが、わたしは私服以外にスクラブを着ることがあります。

スクラブとは、半そで胸元がV字になっている、医療用の上着のことです。語源は、ごしごし洗うという意味のスクラブで、何度洗っても大丈夫なように頑丈な布で、できています。今時は、医師も看護師もカラフルなスクラブを着ていることが多いです。

私服の上に白衣を着ていると暑いので、夏は特に、スクラブを着て仕事をしています。

病院によっては、白衣だけの用意で、スクラブは自分で持っていくこともあります。

「空飛ぶドクター」を続ける理由
～人の役に立ちたい思い

フリーになった頃は、治療だけではなく、様々な「医師の仕事」をやってみたいと思っていました。医師は「病院で病気の人を治す」というイメージが強いと思いますが、その他にも様々なところで活躍しています。

そのひとつが、先に述べた「産業医」です。

当時わたしの中では、産業医の仕事を多くやっていくのかもしれないなという予想がありましたが、蓋を開けてみたら、普通に内科の外来や健康診断などの仕事が多く、今のところ産業医は一番割合が少なくなっています。

またもうひとつに「メディカルドクター」という仕事があります。

主に外資系の製製薬会社に勤務して、薬の研究開発に携わったり、今後認証される新薬の安全性や有効性を検証したりする仕事です。また別の角度から病気の方にアプローチするのと、英語を使って仕事をするという点から、英語が好きなわたしは一度は経験してみたかったのですが、今のところご縁がなく、勤務には至っていません。

他には、自由診療のクリニックでも働いてみたいと思っていました。病気や怪我で病院に行けば、保険が適用されますが、自由診療は保険外となるので、どういう診療になるのか興味があったのです。


一度勤務したのは、都内の統合医療クリニックでした。求人の際「東洋医学と西洋医学をどちらも使って、総合的に診療するクリニック」と募集内容があったので、興味を持って応募したのですが、実際のところ当時は患者さんの腸内フローラを調べて乳酸菌を処方するのがメインの仕事でした。ちょうどコロナに入る前に勤務していたのですが、その後クリニックの方針がだんだんと変わってきて、自分と合わないと感じるようになってきたので、コロナを機に、話し合って辞めました。

色々経験し、また、コロナ禍で一瞬仕事が激減したあと、流れに乗っているうちに、特に北海道内の僻地での仕事が一番増え、月に何度も飛行機に乗る「空飛ぶドクター」となりました。

きっとこれが、わたしに一番合っていたのだと思います。

「医者の仕事は、わざわざ自宅から離れた遠くの僻地に行かなくてもできるのでは?」と思われるかもしれませんが、東京にはわたし以外にもたくさん医師がいます。わたしじゃなくてもいいのです。

たしかに僻地医療は、仕事的にはきついこともありますが、人のためになっているという実感が大きく、やりがいもとてもあります。病院のスタッフや患者さんに「ありがとう」と言われると、疲れが吹き飛びます。

そして、自分の能力を社会に役立てていると思うと、とても嬉しい気持ちになるのです。

体力が続く限り、あとどれくらいか分かりませんが、移動しながらの仕事を続けていけたらと思っています。


人にためになることが、自分の喜びというのは、誰にでもあてはまるのだろうと、勝手に思っていましたが、実はそうではないということがありました。

自衛隊時代に、ある自衛官から、

「先生は人のためになるのがうれしいんでしょ？」と言われたことがありました。

わたしは「そうですよ」と答えたら、

「ボクはそんなこと、全然思いません」と返されたのです。

「え、そうなんだ！」と思わず驚いてしまいました。

さらに彼は言いました。

「それだから医者ができるんですよね」と……。

それぞれ考え方がありますので、どれが良くて、どれが悪いということはありませんが、わたしは生きる軸が「誰かのため」というスタンスで、これまで生きてきたので、相手が喜んでくれることをしたほうが、だんぜん嬉しいのです。

子供の頃も、親とはたくさん喧嘩もしていましたが、根底には親孝行してあげたいという気持ちが強かったです。今は二人の娘の母親となり、娘たちを幸せにしたいという気持ちが強いです。

一度、友人に連れられて、ヒーリングの施術を受けたことがありました。その時に、

「あなたはもっと自分を愛しなさい」

と言われました。

自分を愛するとはどういうことだろうと、むしろ混乱してしまい、逆に気分が落ちてしまったことがありました。そんなに難しく考えなくてもよかったのですが、なんとなくそのアドバイスにとらわれてしまいました。

また、前職を辞めたあとにはこんなことがありました。

勤続20年をねぎらう気持ちで、3日間だけ自分の時間を作り、心の垢の洗濯をしようとひとり旅を計画し、奄美大島へ行きました。

リゾートホテルに泊まり、ゆっくり羽を伸ばそうと思っていたところ、旅の初日に「長女の体調が悪い」と連絡が入ったのです。

すぐに戻るほどでもなかったので、旅は継続しましたが、もうそれからは、長女のことが心配で、気もそぞろで3日間を過ごしたということがありました。

それくらい、自分ではなく、相手のことを優先してしまうのです。

きっとこういう性格だからこそ、僻地を飛び回る、ドクターがやっていられるのかもしれません。

CHAPTER 4

これからの
僻地医療に思うこと

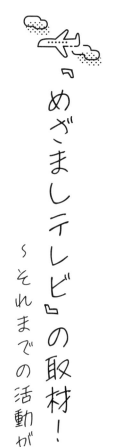

『めざましテレビ』の取材！
～それまでの活動が全国放送に

僻地医療に従事するようになって、2年ほど経った頃、友人を通じて、フジテレビの『めざましテレビ』から取材を受けました。

取材のきっかけは、その放送の半年ほど前に、ワーママ（ワーキングママ、働く母）仲間のひとりで、フジテレビのディレクターをしている友人とランチをしたことでした。

お互いに仕事と子育てが忙しく、なかなか会えていなかったのですが、当時わたしが週1回、品川の自由診療クリニックで働いていたので、そこなら彼女が働くお台場から昼休みに抜けられる距離だということで、多忙の合間を縫って来てくれたのです。

まずは近況報告をしあいました。その時のわたしの一番のトピックは、「僻地の医療崩壊」

でした。その前年度に毎月診療に行っていた道内僻地のある病院の体制が、内科常勤医の退職によって激変していました。数か月ぶりに勤務した際にその様子を目の当たりにして、医療崩壊の足音を現場でまさに聞いている気がしていたのです。

そんな話を愚痴交じりで話したところ、報道番組内で様々な社会問題を取材して問題提起する特集コーナーを作っている彼女は、予想外にわたしの話に非常に興味を持ってくれました。

そして、今ちょうど医師不足をテーマに取材している同僚がいるから、紹介していいかと聞かれ、わたしは快諾しました。

そうして後日正式に、医師不足の僻地を飛び回る医師としてインタビューをさせてほしいという依頼が来たのです。

直接会ってのインタビューはスケジュール的に難しかったので、電話でのインタビューとなりました。

それまで、書籍やネットの原稿を書いたり、監修したりは何度かありましたが、インタビューは対面でも1回しか経験がない上、苦手な電話だったので、案の定、うまく喋れず、反省しきりでした。

インタビュー自体は1時間ほどありました。オンエアは翌朝で、子供や自分の支度でバタバタしている時間帯なので、見られなかったのですが、スマホに友人たちから「テレビを見たよ」というメッセージがたくさん来てびっくりしました。

あとで、そのうち一人が送ってくれた録画を確認したところ、1分前後でまとめてありました。短い時間ですが、局地的な医師不足の現状と出張医師の存在が、全国に知ってもらえたのは、よかったです。

今金や富良野、種子島の病院の写真も参考資料として提供していて、放映されていましたが、意外と勤務先の方々には気付かれなかったようです。

種子島の病院の事務の方々は、オンエアを見ていて、喜んでいらっしゃいました。放送後、医師の応募も増えたようで、改めて、取材を受けてよかったなと思いました。

その後、また2年ほど経って、テレビの取材を受けました。全国放映ではなく、北海道内だけの放映でした。前述のフジテレビディレクターの友人を通して、同グループのUHB（北海道文化放送）のディレクターを紹介されたのです。

「僻地への医療従事者の派遣の問題」ということがテーマになっており、のちほど述べる、小型機の実証実験を主に取材いただきました。札幌丘珠空港から紋別まで小型機で移動するわたしの姿やインタビューが、たっぷり5分近く放送されました。

空港には、紋別市の地元紙『北海民友新報』の記者さんもいらして、一面に記事を書いていただきました。

道内のみの放送だったので、首都圏に住んでいる友人たちからの反響はありませんでしたが、北海道の友人や病院の方は見ていた方もいて、とある病院の事務長さんが、内容に感動したとメールをくださいました。こういう反応は嬉しいですね。

そして、仲間たちと力を合わせて実行できたことを、媒体の記録に残してもらえたことも、とても嬉しく思いました。

やはりメディアの力は大きく、現状を広く知らせてくれます。それを見た方が、

「地域によって、そんなことが起きているんだな」

「こんなことを試しているんだな」

と、少しでも問題意識を持ってくださるのが、大事だと思っています。

実際、現場で問題に直面しているわたしが発信することは、とても説得力があると思います。少しでも僻地の問題、移動の問題が解決するのであれば、ぜひまた、取材を受けたいと思います。

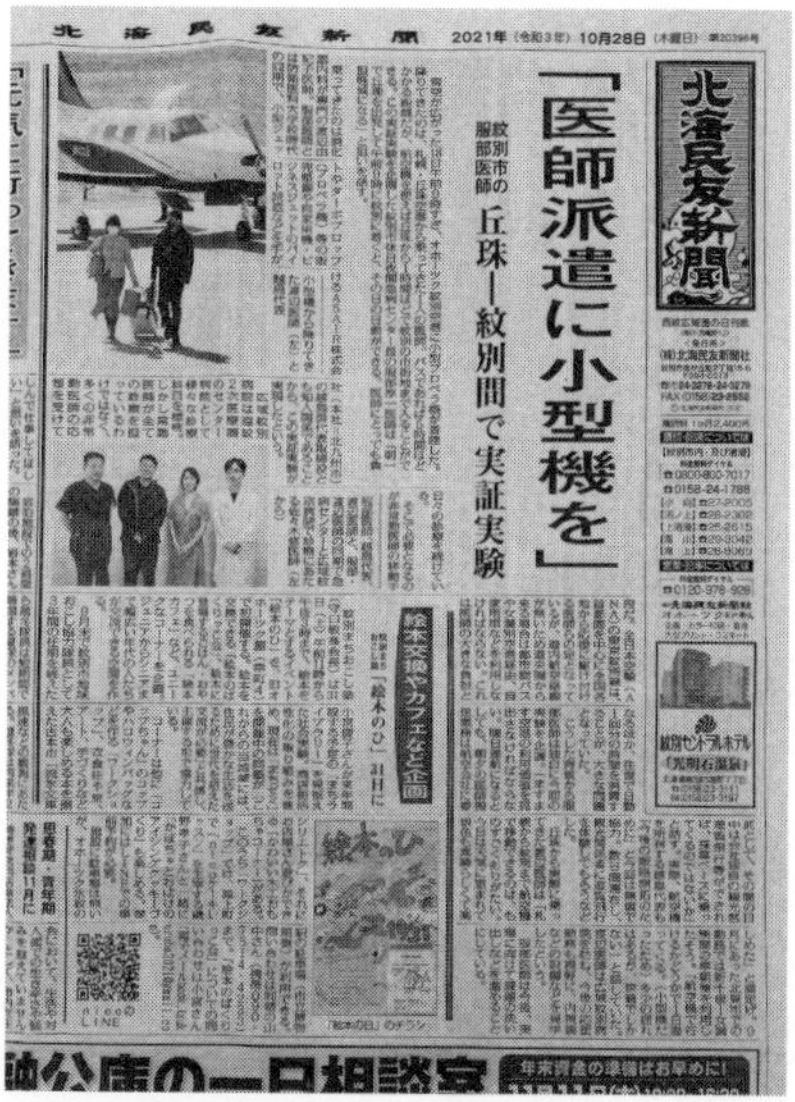

北海民友新聞　2021年（令和3年）10月28日（木曜日）

「医師派遣に小型機を」

紋別市の服部医師　丘珠－紋別間で実証実験

絵本交換やカフェなど企画

医師の足を確保するための第一歩。仲間たちと成し遂げた「小型機実証実験」をテレビと地元紙に取材していただきました

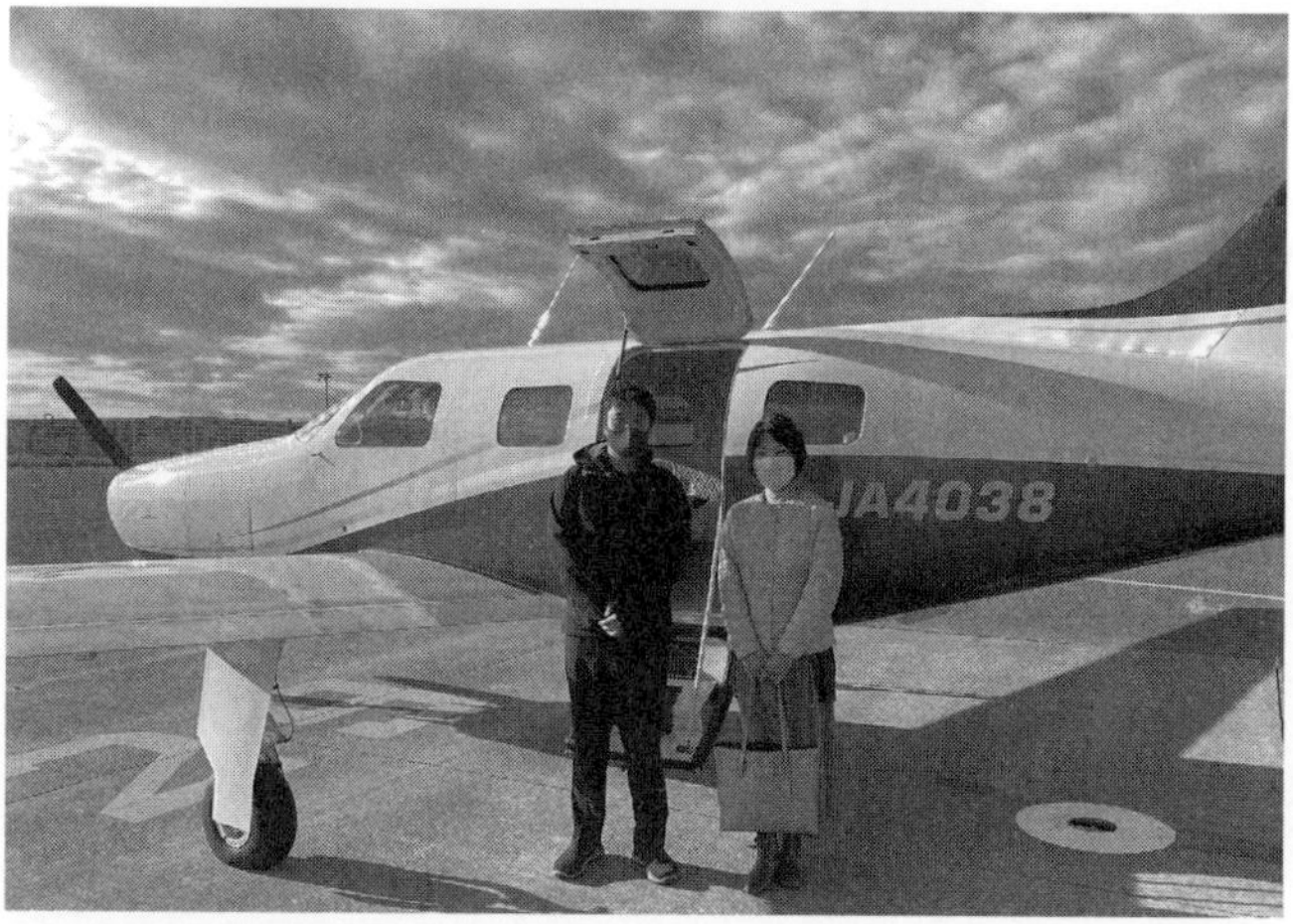

フライト前に緊張の面持ちのパイロットさんとわたし。
揺れも心地よい、快適なフライトでした

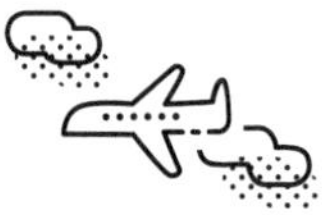

「医師の足」を確保するために
～小型機実証実験

北海道の移動の大変さはすでに述べましたが、その大変さをなんとか解消できないかと、友人とともに、ある実証実験を行いました。それは、札幌丘珠空港から紋別オホーツク空港まで、小型機で医師を運ぶというものです。

実は北海道内では、医師は多くが札幌に偏住しています。

２００５年以降、その札幌から紋別までの直通便はありません。車だと4時間以上もかかりますが、飛行機ですと、40分で行けるのです。もしこれが現実に就航されることになれば、劇的に移動が楽になりますし、通勤圏内にもなるので、都市部から僻地へ行く医師も増えることが考えられ、今後の「医師の足」を確保するためにも、ぜひ成功させたい実証実験でした。

そもそも、この実証実験を行うことになったきっかけは、知人の紹介で、あるパイロットさんと知り合ったからでした。

まだわたしは、紋別の病院に勤務する前だったのですが、そのパイロットの方が偶然にも、北海道で医療のために役立ちたいという気持ちを持っており、ちょうど数か月前に紋別の病院に依頼されて飛ばす話が出たけれど、頓挫したという話を聞いたのです。

ちょうど私自身、大学の同期からその同じ病院での仕事を依頼されたばかりで、偶然にびっくりして、その場にいたもう1人の女医の友人も交えて、ドクターヘリや航空身体検査の話などが弾んで意気投合し、

「いつか協力して一緒に飛べたら」

という話をしていました。そうこうしているうちに、紋別の病院に打ち合わせに行く日が決まり、思い切って病院関係者に相談したところ、この話に賛同いただき、あれよあれ

よと現実化に至ったのです。

紋別オホーツク空港は、ＡＮＡの羽田との直通便のみ運行していて、小型機の着陸は久しぶりということもあり、空港事務所、紋別市、そして北海道航空局の許可などを取り、紋別にいる同期にも動いてもらいながら、準備を進めていきました。

普段は北九州を拠点に活動しているパイロットさんも、会社をあげて、１週間以上前から北海道入りし、試験飛行を含めて準備してくれて、わたしの想像を超えるたくさんの方々にお世話になりながら、実証実験へと漕ぎつけました。

実験の話が本格化してから、たった３週間でその日を迎えました。その間、わたしとパイロットさん、大学の同期と、それぞれ首都圏、北海道、九州を拠点に日々、日本のどこかにいる３人が、朝夕問わず、仕事の合間を縫って、密に連絡を取り合ったのもいい思い出です。

当日の朝、札幌丘珠空港の隣にある事務所の建物から歩いて小型機へ向かいました。初めての小型機の貸切り、初めての札幌上空、紋別近辺のオホーツクブルーの海、40分の航路のすべてが、感動しきりでした。

小型機なので、揺れは確かにありましたが、種子島に行く際は、鹿児島空港からプロペラ機に乗りますし、前職の職務で、ヘリコプターにも何度も乗っていたので、全く気になりませんでした。

そしてあっという間に、40分のフライトが終わり、送迎車で病院に向かいました。この様子が後日UHB（北海道文化放送）の夕方のニュースで放送になり、地元新聞にも載ったのです。

この時、一番嬉しかったことは、普段、医師はわたしだけという環境の中で仕事をすることが多く、行動もほぼひとりでしているところ、この時は、志を同じくする人たちと協力して動けたことです。

また、たくさんの人に助けられながら、人脈を繋ぐことができ、わたしも少しは人の助けになったという実感もわき、大変ではありましたが、この実証実験を行って、本当に良かったと思いました。

日本の国土の中で、ひとつの都道府県としては、断トツに広い北海道ですが、農業もアメリカ式の大規模農業に近い農場もあるように、アメリカ並みに道内が空路で結ばれれば、特に医療過疎に悩む地域と、子供の教育等の家族の事情で札幌に住まないといけない医師を結びつける、Ｗｉｎ‐ｗｉｎの関係になるのではないかと考えます。

そんなこんなで、地域医療にかけるわたしたちの思いを込めて、とりあえず今回、風穴を開けたつもりです。

小型機定期航路の開拓には、まだまだ未整備な国内法の問題など、壁がたくさんあるそうですが、ぜひ良い方向に向かっていってほしいと心から願っています。

突然の「コロナ」がもたらしたもの
～コロナ禍で感じたこと

2020年、突然「新型コロナウイルス感染症」が世界に流行しました。

中国で流行り始めた頃はまだ、どこか対岸の火事のような思いだったと思います。それが少しずつ、日本国内にも入りこみ、4月には首都圏に「緊急非常事態宣言」が発令され、不要不急の行動は制限されました。街には人がいなくなり、これまで経験したことのない現実が目の前にありました。

同時に、わたしの仕事も、地元を除き、すべてストップしました。

地方は特に、東京から来る医師は避けたいということでした。実際、東京の感染者が一番多い時期でしたから、仕方ありません。さらに、都内の健診クリニックも、厚労省が人間ドックや健診の中止を勧告したため、休診となり、家で待機となる日が増えました。

宣言明けの6月からは、徐々に北海道の仕事が再開しました。

再開後、すぐに行ったのが、湧別の病院でした。湧別はオホーツク海沿岸の町で、サロマ湖があります。

7月以降は、北見の病院がほぼ毎月入り、2021年からは、前述の紋別の仕事も始まり、オホーツクの仕事が増えていきました。

その代わり、行かなくなってしまった地域もあります。

コロナ前は三重県にもよく出張健診の仕事に行っていて、ほとんどの市町村に一度は行きました。伊勢市のある病院では、2017~2019年にかけて、職員の健康診断をなぜか埼玉から出向いたわたしが行っていました。それが、コロナが始まって2年間は、東京からの医師の受け入れを全面的にストップしたのです。コロナで東西が分断されたと感じました。

その間に、北海道の仕事が増えていったので、その後にまた三重県内のオファーが来ても受けることができなくなりました。

２０２１年は、コロナがまだ猛威を奮っていましたが、ほぼ休みなく働きました。北海道では、発熱外来を含めた診療も、ワクチン接種の仕事も行いました。西に行かなくなった分、東北にもよく行くようになりました。

各地の発熱外来では防護服を着て、Ｎ９５のマスクとフェイスシールドをしての診療です。今でも発熱者の診察時にはマスクとフェイスシールドはつけています。

また、救急車で来る患者さんは、どの病院でも、基本コロナだと思って対応していました。ＰＣＲ検査をして、陰性なら防護服を脱いで対応するという状況でした。

北見のある病院では、一度東京から来た医師がコロナに感染していたということがあり、病院到着時に毎回ＰＣＲ検査を受けることが必須でした。その頃は、子供の顔を見るために、１泊して帰京を繰り返していたので、１週間のうちに４回も鼻の穴に綿棒を突っ込んでＰＣＲ検査を受けたこともあり、鼻が痛くなりました。

山形県の鶴岡には、２０２１年には7～8回ほど行っていましたが、毎回飛行機が搭乗客が少ないせいで欠航になってしまい、新幹線で向かうことになりました。チケットの払い戻しはありますが、移動時間が倍かかってしまうので、予定が何度も狂って困りました。

２０２３年5月になると、コロナは「5類感染症」となり、色々な制限が外れ、マスクの着用も任意となり、日常が戻り始めました。規制されていた大人数の飲み会も、コロナ前と変わらず行われるようになり、海外からの観光客も一気に増えました。

ただ扱いが変わっただけで、特にコロナが収束したわけではありません。発熱外来には今も変わらず、たくさんの人が診察を受けに来ています。

23年11月頃に安平で発熱外来を担当した時は、いつも以上に患者さんで溢れていました。それまでも、日に何人かコロナとインフルエンザ（以下インフル）の患者さんがいましたが、この時は来た人来た人、コロナかインフルに感染していて、中にはインフルと溶連菌やインフルとコロナのダブル感染、さらにはトリプル感染の人までいました。一家で受診という人たちも多く、ひとりかかると、みんなにかかってしまうのが、感染症の怖さです。

コロナ前にもたくさんのインフルの患者さんを診てきましたが、コロナ禍で皆無に近かったのが、マスクを外してから、残念ながら復活してしまいました。今年の患者さんの多さは以前に匹敵するほどです。マスクはインフルの予防には、とても役立っていたのだと実感しました。

ただ、マスクは病気予防にはなりますが、別の側面からみると免疫低下になってしまう可能性もあります。

大人は成長過程で、たくさんの免疫を獲得してきていますが、小さい子供は、もともと免疫がないところに、マスクをしたことで、さらに無菌状態になっていたので、今になって、色々な病気が流行ってしまっています。多少の唾液などが触れ合って、免疫を作っていくのも大切だと、コロナが始まった頃から感じていました。

このように、ある程度は病原体と触れることで免疫はできますが、はしかや風疹などは、大流行や重篤になる可能性があり、ワクチンで予防できるこのような感染症は、予防注射をしたほうがいいと私は考えます。

人によっては、はしかや水疱瘡など、予防注射をせず、かかってしまえば、免疫ができて、その後うつりにくいという方もいますが、それは強者の論理だと思います。病気にかかることで、死んでしまう人のことを考えていないように感じるからです。

「じゃあ、あなたからうつってしまった子が亡くなったらどう思うの？」

とどうしても思ってしまうのです。

大きな感染症を経験した今、ぜひそういったこともあるのだと、気に留めてもらえるといいなと思います。

この原稿を書いている２０２４年の今になっても、コロナはまだ終わっておらず、医療従事者たちの闘いは続いています。おそらくこの先、全く消え去ることはないでしょうから、かかってもひどくならないように、上手く付き合うことが必要なのだと思います。うがい、手洗いなど、それぞれ予防できることはぜひ、続けていってほしいです。

病院がこの先、なくなる!?
〜僻地病院の統廃合

２０１９年９月に、こんな見出しが新聞を賑わせました。

【厚労省、４２４公立・公的病院に再編要請へ】

どういうことかというと、がんや救急など、高度な医療の診療の実績が少ない病院や、近隣に機能を代替できる病院がある場合は、「再編統合について特に議論が必要」と位置づけたのです。

実に公立病院と日本赤十字社などが運営する公的病院の25パーセント超えの病院が そ

の対象となり、その内訳は公立が２５７、公的が１６７でした。しかも、対象となる病院名まで発表され、該当する地域の方たちに、衝撃を与えました。北海道だけでも、54の施設が対象となりました。そのリストが以下です。

2019年に厚省が再編の検討を求めた公立・公的病院名①（北海道編）

北海道社会事業協会函館、木古内町国保、国立病院機構函館、市立函館南芽部、函館赤十字、函館市医師会、森町国保、松前町立松前、厚沢部町国保、奥尻町国保、長万部町立、八雲町熊石国保、せたな町立国保、今金町国保、北海道社会事業協会岩内、国保由仁町立、市立三笠総合、国保町立南幌、国保月形町立、市立美唄、栗山赤十字、市立芦別、北海道社会事業協会洞爺、地域医療機能推進機構登別、白老町立国保、日高町立門別国保、新ひだか町立三石国保、新ひだか町立静内、市立旭川、国保町立和寒、JA北海道厚生連美深厚生、町立下川、上富良野町立、猿払村国保、豊富町国保、利尻島国保中央、中頓別町国保、斜里町国保、小清水赤十字、JA北海道厚生連常呂厚生、滝上町国保、雄武町国保、興部町国保、広尾町国保、鹿追町国保、公立芽室、本別町国保、十勝いけだ地域医療センター、清水赤十字、町立厚岸、JA北海道厚生連摩周厚生、標茶町立、標津町国保標津、町立別海

2019年に厚労省が再編の検討を求めた公立・公的病院名②（東京、神奈川、千葉、埼玉編）

【千葉】千葉リハビリテーションセンター、国立病院機構千葉東、地域医療機能推進機構千葉、千葉市立青葉、銚子市立、国保多古中央、東陽、南房総市立富山国保、鴨川市立国保、国保直営君津中央病院大佐和分院

【埼玉】蕨市立、地域医療機能推進機構埼玉北部医療センター、北里大学メディカルセンター、東松山医師会、所沢市市民医療センター、国立病院機構東埼玉、東松山市立市民

【東京】国家公務員共済連九段坂、東京都台東区立台東、済生会支部東京都済生会中央、東京大学医科学研究所付属、東京都済生会向島、地域医療機能推進機構東京城東、奥多摩町国保奥多摩、国立病院機構村山医療センター、東京都立神経、国民健康保険町立八丈

【神奈川】川崎市立井田、三浦市立、済生会平塚、秦野赤十字、国立病院機構神奈川、相模原赤十字、東芝林間、済生会神奈川県、済生会若草、横須賀市立市民

北海道だけで54の病院がリストに入り、わたしが勤務したことがある病院は、すべて含まれていました。道南の函館近辺の病院だけでも10以上名前が挙がっていることが分かります。

2024年から始まる医師の働き方改革に加え、今後ますます高齢化していく社会を見越し、1か所の病院で効率よく医療を提供させるために、国が政策を押し進め始めたのです。

もちろんその地域に住んでらっしゃる方には、ショックな内容です。もしかしたら、地元の病院がなくなってしまうのですから。これまで、車で10分で行けていた病院が、1時間、あるいは2時間以上かけて行かなくてはならないかもしれないのです。

当初厚労省は、各都道府県に対し、地域内の他の病院などと協議しながら、20年9月末までに対応方針を決めるよう求めていました。さらに、他の病院への統合や病床数の削減、診療機能の縮小などを2025年までに終えるよう要請していたのです。

ただ、20年初めからのコロナの流行で、その動きはいったんペンディングとなりました。

皮肉なことに、その対象となった公立病院などのほとんどは、コロナ患者の受け入れ拠点病院になったのです。当然すぐに潰すわけにはいきません。

当時はコロナ患者を受け入れる病院が少なく、混乱したこともありました。その中でもその公立病院などは、たくさんの患者を受け入れ、医療を提供し続けたのです。これらの病院の重要性がよく分かるかと思います。

そのコロナも、落ち着いてきたので、またこの話は再燃しています。

北海道は特にこの問題に対してシビアです。過去に勤務した今金や木古内などの病院では、手に負えない方は函館の病院に行ってもらうことがありました。救急車でも1時間～1時間半かかります。もし、乗用車なら2時間はかかるでしょう。

そういう地域の病院がなくなって統廃合となると、だいたい3時間圏の地域に、病院がようやく1か所ある、ということになってしまいます。住民の方にとっても不安ですし、町としても、その後の展望をきちんと示せない限り、そう簡単に結論が出せる問題ではないと思います。

主に地方の病院が対象とはなっていますが、関東近県でも統廃合リストに入っている病院がいくつもあります。東京で10か所、神奈川も10か所あります。この統廃合問題は、全国どこでも、降りかかる問題なのだという認識も必要です。

また、厚労省が病院統廃合と歩調を合わせるように進めようとしているのが、オンライン診療です。コロナ前から議論が始まっていましたが、コロナ禍で見切り発車的に開始されました。病院によっては、IT環境が整備されておらず、電話診察を行っているところもあります。いずれもコロナ前は、保険診療では許されていなかった診察方法です。

ある意味便利だし、忙しい現代人にはあっているのかもしれませんが、はたしてお年寄りがどこまでオンラインについていけるのか。そして、五感すべてを使って行う診察という行為が、オンラインで同じようにできるのかという問題もあると、わたしは思います。

このへんの対策もきちんとしつつ、導入を進めてほしいと考えます。

都会と僻地との医療格差
～適切な医療を受けること

ちょうどこの原稿を書き始めようとしていた矢先、とても悲しい知らせが入りました。ある町で、大変お世話になっていた病院の職員さんが急逝されたのです。まだ働き盛りの年代で、いつも明るく、ボランティア活動にも熱心な、お元気な方でした。

わたしが病院に行く時はもちろんのこと、遠方から来るたくさんの医師たちの対応を一手に担当されており、経験も豊富で、とても信頼できる方でした。

その方は、休日に胸が痛くなったということで、一緒にいた方たちが、すぐに救急車を呼んだそうです。ですが、隣町の循環器外科専門医のいる病院に「まだうちの適応ではない」と断られ、勤務先の病院に搬送されました。

そして、数時間かけての検査の結果、分秒を争う手術が必要な病気と診断されました。その病院には、手術のできる医師がいなかったため、車で2時間離れた近隣市の病院に受け入れを依頼し、OKをもらって向かったけれど、残念ながら間に合わずに亡くなってしまったそうです。

その直後の出張時に、朝、病院に到着して、胃カメラをするために内視鏡室に行った際に、常勤医から訃報を聞き、大変ショックを受けました。

その日、仕事が終わったあと、医局で他の先生たちと話をしていて、

「急げば助けられたはずなのに、なぜすぐに別の病院に運べなかったのか」

と愚痴ったら、ある先生が、

「最速で頑張ってましたよ。それでもこれが僻地医療の現実なんですよ」

とおっしゃったのです。

さらに、「ここで東京と同じクオリティの医療を求めるのは無理なことだし、この地域の人たちはそれを覚悟の上で住んでいるんですよ」、とおっしゃいました。

たしかに状況を鑑みると、この先生の言葉は正しいのです。ただ医師として、身近な命を救えなかったことに、どうしてもやりきれなさを感じてしまうのです。

急患などで、どこかの病院に入ってしまうと、別の病院に移動するのはなかなか難しいということはあります。

わたしもよくやりますが、受入れ病院に、診断した病気の専門医がいない場合、その専門科のある病院に、まず受入れ交渉をします。すると相手の病院はベッドの空きなどを確認して、返答をくれますが、それにだいたい30～40分ほどかかることが多いです。それでOKと返事がでれば、そこからまた、移動の時間がかかるのです。

この職員さんの場合も、すぐに転送する病院を探し始めたのですが、搬送までに相当の時間がかかりました。

東京で同じ状況があれば、北海道よりは病院の数も多く、何より移動距離が短いので、手術が間に合って、助かる確率は確実に高いです。

このように、僻地の場合は、大きな病気の手術ができるのは、4～5時間圏内に1か所ということもよくあります。すぐに適切な治療が受けられる病院に行けるとは限らないというのが現実です。

僻地の救急医療の要のひとつとして「ドクターヘリ」があります。

ドクターヘリを題材にしたテレビドラマなどもあるので、その存在は皆さんもよくご存じかと思います。わたしの大学の同期生も、8年前に奄美大島のドクターヘリシステムを構築しました。

ドクターヘリは、1999年に初めて施行運転がされ、2001年に、川崎医科大学附属病院（岡山県倉敷市）を基地病院として本格運用が始まりました。その後、徐々に全国に拡大し、2022年4月現在で、47都道府県、56機配備されているそうで、年間出動件数は25000件を超えるそうです。

北海道だと、札幌、旭川、釧路、函館の4か所に基地病院があります。

ドクターヘリに乗せられれば、フライトドクターの治療を受けながら、病院まで移動が可能になるので、その救命率は上がるとされています。ただ、要請してから到着するまでに1時間ほどかかることもあり、気象条件に左右されることもあるので、命の危険が迫っている場合は、もどかしい時間となってしまいます。

「住んでいるところで寿命は決まる」

と言った友人医師もいましたが、これが都会と僻地の医療格差だと思います。

誰にでも平等に医療を受ける権利はあります。僻地だからという理由だけで、尊い命が救えないというのは、とても残念なことです。

薬がなくなる非常事態!?
~ジェネリックの闇と薬価格の高騰

病院で診察をしてもらい、薬が必要なら処方箋をもらい、調剤薬局で薬をもらう。ごく普通のことですが、実はそれが普通でなくなるような事態が起きています。

ここ数年、一部の薬不足が叫ばれることが多くなりました。

つい最近も、埼玉の病院の外来で、ある抗生物質をいつもの通り処方しましたが、しばらくして、薬局から電話がかかってきて、その抗生物質が用意できないと言われたのです。

その前の週に、同じ薬を別の患者さんに処方していました。

「先週は、普通に出せていましたよね?」

と聞いたところ、その時も在庫がなく、近隣の薬局に連絡をして、ようやくかき集めて出したとの返事。しかも「とても必死でした」と言われたのです。わたしは、

「他に、同じような状況の抗生物質はありますか」

と聞きました。すると、メジャーな抗生物質の幾つもが不足していて、あちこち聞いて回って、何とか手配しているとのことでした。

もともとコロナで、使う量が激増した「咳止め」や「淡切り」の薬、時には「解熱鎮痛剤」が不足している状況は続いていましたし、断続的に抗生物質の注射が欠品して困っていましたが、まさか、飲み薬の抗生物質までそういうことになっているとは……。ひっ迫している状況が、思っている以上に悪化し続けているのだと実感しました。

一部の薬が不足している理由には「ジェネリック（後発医薬品）」の供給不足が影響しています。ここ数年、ジェネリックを作っているいくつかの製薬会社で不正が発覚し、その会社の製造分が、すべてストップしてしまったのです。

ジェネリックとは「新薬（先発医薬品）」と同じ有効成分で、品質や効き目、安全性が同等な薬のことです。

皆さんの中にも、薬局で「ジェネリック希望」と言って、通常より安い薬を出してもらっている方も多くいることでしょう。患者側にとって、ジェネリックの魅力は安価ということだと思います。

国も、ジェネリック使用を推進しています。

ではどうして、同じ成分なのに、ジェネリックは、安価な薬になるのでしょうか。それは、長い年月と費用をかけて開発された新薬は特許期間が過ぎると、その権利が国民の共有財産となるため、他の製薬会社でも、同じ有効成分を使った薬の製造、販売ができるようになるのです。

「ジェネリックが足りないなら、新薬で賄えばいいのではないか？」と思われるかもしれませんが、もともと、薬は細かい生産計画が立てられ、製造されているため、この薬が足らないから、生産を増やしてほしいといきなり依頼しても、すぐには無理なのです。

そもそもジェネリックが普及した背景として、薬価格の高騰が挙げられます。薬の定価はご存じですか？　分かりやすいところを挙げてみると、次のようになります。

コロナワクチン（1回）　1万円
インフルワクチン（1回）　3000円
タミフル（5日間分・ジェネリック）　2000円
コロナの薬（輸入品）　8～10万円
（国産品・5日間分）　5万円

他に、もっと高い薬はありますが、身近な薬でこれくらいの金額になります。

わたしたちが薬を手にする時は、基本3割負担（予防接種は保険外）なので、ここまで支払うことはないとは思いますが、とくに新しい薬ほど、非常に高額になってきています。

薬が高くなると、今度は保険制度を圧迫していきます。社会保障費や健康保険組合の医療費の増大により、国はジェネリックの普及を早急に進めたのです。2019年にはシェア率69パーセントだったのが、2020年には80パーセントを超えたそうです。

ちなみに諸外国を見てみると、アメリカやドイツ、イギリスなどでは、日本よりもジェネリックのほうが広く普及しています。

ただ、薄利多売の世界なので、製薬会社としては、不正を出してでも何とか儲けを出したいという気持ちがあったのかもしれません。もちろんそれはいけないことなのですが、そういう風に仕向けてしまった、国の政策に疑問を呈する医師もいます。

やはり、病気になってしまったら、薬は必要不可欠です。それなのに、今後、薬が不足して、命を落としてしまうことも考えられます。そんなことにならないためにも、安定供給をしていただけるよう、製造過程の見直しや、ジェネリックの在り方など、根本的な解決が望まれます。

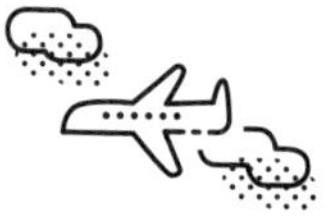

医師だって人間よ！

～医師の働き方改革

２０２４年４月から、病院などの勤務医を対象に、医師の働き方改革が始まります。厚生労働省のＨＰを見ると、次のように記載されています。

> これまでの我が国の医療は医師の長時間労働により支えられており、今後、医療ニーズの変化や医療の高度化、少子化に伴う医療の担い手の減少が進む中で、医師個人に対する負担がさらに増加することが予想される。
>
> こうした中、医師が健康に働き続けることのできる環境を整備することは、医師本人にとってはもとより、患者・国民に対して提供される医療の質・安全を確保すると同時に、

持続可能な医療提供体制を維持していく上で重要である。
（厚生労働省のHPより）

これまで医師は、年間2000時間近くの残業が許されていました。月にして170時間前後の残業になります。一般の会社員の方は、1か月の残業時間が、80時間を超えると、産業医面談が必要となりますので、医師はその倍の時間の残業をしても、特に問題ないと思われていたことになります。まあ、それは大げさな意見になりますが、やはり医師もロボットではなく人間ですので、疲労もたまりますし、体力にも限界があります。私の周囲の先輩同期後輩諸氏の中には、若くして突然死された方が何人もいます。

わたし自身、大学病院時代はほぼ院内に住んでいる状態でしたし、今でも朝から外来を担当して、夜は当直やオンコールに入り、翌朝からまた外来、ということはよくあります。ある年はGWの一週間だけで、残業時間が120時間になったこともありました。

僻地の仕事の場合は、その勤務時間を了承して行くわけですが、なかなか体力的にきついこともあります。夜の時間は、救急患者が入らず、病棟患者の急変もなければ、寝ていられますが、全く何もないということは、ほぼありません。

これらを是正するために、まずは医師の残業時間を、年間９６０時間までの上限とすると定められました。これは一般の会社員の方たちと、同じ上限の残業時間となります。医師も休養し、健康を大事にしてほしいということのようです。

ただ病院には入院患者もいますし、夕方何時になったら、すべてクローズして、全員家に帰るというわけにはいきません。救急対応もありますし、病院によっては、他病院へ医師を派遣させていることもあります。そういう場合は、特別に１８６０時間までの上限を設けていますが、それも２０３５年をめどに終了になる予定です。

この働き方がうまく順守されれば、医師の体力的、精神的な負担も軽くなりますし、とても理想だとは思いますが、現場ではそう簡単にはいかないと懸念しています。

あってはならないですが、書類上は残業をしていないだけで、実際はタイムカードを押してから、サービス残業をするなどしている病院があるとかないとか……。

また、日中の診療と入院患者の管理で手一杯な場合、夜間帯の救急診療は辞めてしまう病院も出てくることも考えられます。

地方の病院では、当直を大学病院から先生を派遣してもらっているところが多く、2035年以降、残業の上限が減れば、その派遣してもらうことが難しくなり、救急が続けられなくなるかもしれない、と困っています。案の定、実は抜け道が作られましたが、ルールを守らなければ罰則もでてきますので、どこまでこれまで通りの医療が提供できるのか、頭の痛いところです。

もしかしたら、今後、医療はあって当たり前ではなくなる時代が来るのかもしれません。

現に、コロナ禍の時は、病院に入れず、救急車も来てくれないということがありました。この時は、事務の人も含めて、医療従事者たちが休みも取らずに、頑張っていました。日本人特有の我慢強さや、困っている人を何とかしようという思いで、なんとか乗り切ったのだと思います。もしこれが、アメリカやフランスであれば、ストライキを起こして、医療崩壊をしていたかもしれません。

ただ、その渦中やあとに、燃え尽き症候群で退職したり、仕事中にコロナに感染してしまい、後遺症がひどくて退職せざるを得なかった方々もいます。とても残念ですが、以前より医療体制が脆弱になった地域も多々あるのです。


医療崩壊を防ぐためには、医師を守ることもひとつですが、厚生労働省のHPにもあるように「国民の理解と協力に基づく適切な受診の推進」も必要です。

軽傷なのに、救急の時間帯に何度も来てしまう患者さんのことを述べましたが、これは僻地に限らず、どの地域の方にも言いたいことです。

一応、病院にも営業時間(外来の時間)はあります。昼間であれば、人員も機械も100パーセント稼働していますので、だいたいの症例に対応できます。

これが夜間の救急時間帯に来られると、医師ひとりに看護師がひとりかふたりという状況で、レントゲンを撮るにも、技師をオンコールで呼び出したりなど、時間がかかりますし、やれる検査も限られます。

夜間は「命を救う救急」はできますが、それ以上の詳しい検査はできません。入院も、本当に命に関わる場合は入院させますが、それ以外は難しいです。中には、データ上では薬で様子を見てもらう程度の軽症であっても、家に誰もいないから入院させてほしいという人もいます。

当然、病院の通常の開院時間帯であれば、看護師さんももっといますので、迅速にベッドを準備してあげられるはずです。夜間は人手がない上に、病棟からの緊急対応もしながらになると、正直そこまで手が回らないのです。

夜間でも、昼間と同じことをしてもらえると思っている方が多いですが、それは違うのだという認識を持っていただけたら嬉しいです。

この医師の働き方改革によって、医師の待遇が改善すること、そして未来の日本の医療がますます発展することを期待したいところですが、なによりも、医療崩壊を起こさないためには、皆さんの協力も必要なのです。

これからの僻地医療に期待すること
～若手の力の重要性

わたしは元々旅行が趣味で、知らない場所を訪れて、その土地の空気を感じ、人や文化を知るのが好きです。

フリーランス医師となって、色々な場所からのオファーを受けることで、全国あちこちに行けることは、とても嬉しく楽しいことでした。そして、2度3度と同じ場所に行き、町のことや、そこで暮らす人たちのことを知れば知るほど、愛着も湧いてきます。

父母共に東京出身だったため、小学生の頃、夏休みや冬休みに友達が祖父母の住む「田舎」に行くのを、田舎のないわたしはいつも羨ましく思っていました。

それが、大人になってから、フリーランスの医師として働くようになって、馴染みの「田舎」のような町がいくつもできた感じです。

そもそも、遠方から交通費を負担してでも医師を呼ぶのは、なかなか医師が定住しない僻地が多いです。

わたしの場合、趣味と実益を兼ねて、僻地での仕事をしていくうちに、やり甲斐の面からも、僻地医療に対して情熱を持つようになりました。

当初「とにかく医師の仕事を広範囲に色々とやってみたい」だったわたしの仕事スタイルが、僻地医療をライフワークにする方向に変わっていったのです。

今後、僻地医療を活性化させるためには、若い力が必要不可欠です。

今は、臨床研修制度が変わり、「地域医療実習」を必ず受けることになりました。若い医師たちが数か月、僻地の病院で研修するのです。

種子島や稚内の病院にも、地域実習枠の先生が来ることがあります。義務だから来ている先生が多いというのが実状ですが、中には将来的に、地域医療や在宅医療に携わりたいという先生もいます。そういう先生たちは、喜んで地域実習を受けており、頼もしいなと感じます。

稚内の病院では、若い先生が2年ごとに研修に来ています。その中のひとりで昨年から研修中の先生が、インスタグラムやＹｏｕＴｕｂｅで稚内の良さを発信し、インフルエンサーのような活動をしています。もちろん、仕事も一生懸命やっていて、学会のコンテストで優勝するような優秀な方なのですが、稚内の町の魅力や病院事情などを分かりやすく見せていて、とてもいい宣伝になっています。きっと町の良さを知れば、働いてみたいと思う医師も増えるはずです。

種子島の南種子町では「宇宙留学制度」というものを実施しています。小学校1年生から中学3年生を対象に、1年間限定で、子供だけ里親の元でホームステイする形で留学をしたり、家族ごと移住して留学したりできるという制度です。

種子島には、日本で唯一の大型ロケット発射場があるので、打ち上げを間近で体験できたり、JAXAの協力による宇宙やロケットに関する学習体験ができたりします。それになんといっても、大自然の中で、のびのびと暮らし、色々な経験をすることは、その後の人生においても大きな財産になることでしょう。

その制度を利用して、種子島に来た家族の中に、お父さんやお母さんが医師という人たちもいて、島の病院で働いてくれました。これは病院にとっても嬉しい偶然だったようです。お子さんが小さいうちは、積極的に僻地で医療に従事するのは、子供のためにもなるかもしれません。

今後、僻地医療がどこまで残っていけるのかは、かなり大きな問題ではありますが、地域によっては様々な仕組みを構築しているところもあります。

山形県などでは、オンラインによる遠隔地医療をシステム化できるように、実証実験を始めている地域もあります。

医師は病院で、看護師さんが特別な装備をした車で山間部の患者さんの家に行って、病院と繋いで診療を行うのです。僻地医療をサステナブルな（持続可能な）ものにできるよう、色々な所で試行錯誤しています。

僻地医療を失くすわけにはいきませんので、こういう動きはさらに活発化することが求められます。

わたしの未来、そして夢
～予防医学への取り組み

日々の仕事に精一杯で、立ち止まって未来を想う余裕もなかなかない毎日ですが、今後やってみたいことは「予防医学への取り組み」です。

予防医学というのは、日本で一番弱い分野なのですが、わたしの持論として、「病気になってからでは遅く、病気にならないために、どう心身ともに健康を維持するかが大切」ということがあります。

病気になったら、病院へ行けばいいやというのは危険な考えで、特に僻地の場合は大動脈解離や心筋梗塞、脳出血など、命に関わる病気になってしまったら、特に僻地の場合は病院に運ばれても、場合によっては助からないこともあり得るのです。

そうならないためにも、日常でできる予防、例えば、「運動をする」「食事に気を付ける」「血圧に気を付ける」「禁煙をする」「節酒する」「健康診断を受ける」などをしていただくことで、防げる病気はたくさんあります。

病気を治す仕事もやりがいはありますが、わたしが1日に見られる患者数には限りがあります。どんなに頑張っても、1日に50～60人が限界です。

でも、予防医学であれば、一度でもっとたくさんの人を響かせることができ、効果的なのです。

日本は、保険制度がしっかりしていることもあり、誰でも簡単に、病院や歯医者にかかれますが、他の国では、そうでないところもあります。

ある国では、虫歯になって病院に行くと、ものすごくお金がかかるので、虫歯にならないように、歯磨きを徹底し、フロスも使って手入れをしています。歯医者には月1回くらいの割合で、歯石を取るなどのメンテナンスをしに通うのです。

日本のように、虫歯になってからようやく歯医者に行く、それも痛みがどうしようもなくなってから行くという人が多いのと全く違います。

さらに、国によっては、すぐに病院にかかれないというところもあります。

イギリスでは、GP（General Practitioner）という制度があり、まずは、家の近所にあるかかりつけのクリニックや診療所などに行きます。医療費は全額無償で国が負担します。小児の定期予防接種も無料になります。

ただ、いつも混みあっていて、すぐに診療が受けられないことが多いのです。もしGPが「専門的な診察が必要」と判断して専門医に紹介した場合でも、緊急性が低いと判断されると、専門医を受診できるまでに数か月の待機を余儀なくされると聞きます。

日本のように、フリーアクセスで病院にかかれる国は意外に少ないのです。

日本の保険制度は、働いて納税する現役世代が、自分たちのみならず、高齢者や子供たちの医療費も支えるというものです。昭和の高度経済成長時代には、この制度で問題ありませんでした。いつでもどこでも誰でも高品質な医療を受けられる日本の皆保険制は、世界に誇れるものでした。

けれど、世界でもトップをきって高齢者の割合が激増している今の日本では、この制度は早晩破綻すると、わたしやわたしの周囲の医師たちは考えています。

これまでは、病気になれば、すぐに病院に行って治療を受ければいいと、誰しもが思い、中には治療は医者任せで、自分が飲んでいる薬が何の薬か分かっていない患者さんも少なくありませんでした。しかし、先に触れた薬の高額化、病院の統廃合、医師の働き方改革など、それらすべてが、今のままの医療は続かないことを指し示しています。

医療資源は、人も薬も、無限ではありません。近年世界でＳＤＧＳが言われていますが、医療のＳＤＧＳも考えなくてはいけません。そのためには、病気を予防することで、病院にかからないようにする、ということも重要になります。

日本人は他の先進国に比べて、ヘルスリテラシーが低いと言われるのですが、もっと自分や身近な人たちの健康に意識を向けて、病気にならないように気をつけてほしい。

そのような意識改革を、予防医学について、広く理解と普及を広がる活動を、将来はしていきたいです。

それがわたしの将来の夢です。

健康な長寿を目指すための予防医療は、高齢者よりもむしろ、若い世代、働き盛りの子育て世代や孫育て世代の方々を対象に普及させていきたいと考えています。

ただ、まだあと少し、体力があるうちは、あちこち飛び回っていたいので、もうしばらくは「空飛ぶドクター」は辞められないでしょう。

まずは、求められる場所で精いっぱい、患者さんと向き合っていきたいと思います。

おわりに

この原稿の執筆が佳境を迎えていた2024年は、大変な年明けとなりました。

元旦に能登半島地震が起き、震度7という大地震は、たくさんの人たちの生活を一変させました。不便な生活をされている方の様子が耳に入るたびに、とても胸が痛くなりました。前職関連では、大学の後輩である医官も多数現地で医療支援に従事し、三が日に北海道の勤務先で読んだ新聞には、道内各地の自衛隊部隊が、入浴支援等の活動を行うために現地に赴くとの記事がありました。

全国の病院から、DMAT（災害派遣医療チーム）も被災地で活動を行っています。派遣元の病院で医師が足りなくなり、急遽代診の依頼が来たりもしました。医療従事者にはいつでもどこでも、自分のできることで貢献していく役割があるのだと改めて気を引き締めました。

EPILOGUE

おわりに

フリーランスの珍しい女医がいる、しかもその活動も経歴も面白い、と伝え聞かれて、出版のお話をいただいたのは、実は2年前のことでした。

当時は諸般の理由（恥ずかしいが一番の理由でした）でお断りしたのですが、昨夏、再度お話をいただいた際に、ふと、いつまで続けられるか分からない全国勤務のこの生活を、7年という節目を迎える今、いったん記録として残しておくのも意義があるのではないか、と思ったのです。

そこから、あれよあれよと話が進み、常にあちこち飛び回り、仕事中毒なほど日夜問わず働いている私を、優しく気遣い声かけしつつも、叱咤激励してくれた編集部の皆さんのおかげで、なんとか書籍としての形になり、世間にお披露目できることは、ありがたく、感謝にたえません。

今回の出版に関わる方々もそうですが、これまでの人生、私は本当に周囲の方々に恵まれてきたと思います。

本文にも書きましたが、父の病気、長女の病気、また、書きませんでしたが家族の借金など、大変な事態も多々経験しました。

ただ、そんな時、時にどうしていいか分からなくなって動けないでいる私に、声をかけ、話を聞き、相談に乗って、助けてくれる存在が必ずいてくれたのです。

人に助けられて生きてきた私が、人のために働くのは当然の流れだし、恩返しの意味でも、社会貢献できているか、折にふれて考えます。

不規則な仕事で、家を留守にすることも多い私を、いつも変わらず応援してくれる家族にも、心から感謝しています。昨年、長女は成人し、今年、次女は中学受験を経験しました。長女が赤ちゃんの時は夫と実母義母と四人五脚で子育てをしていました。次女の時は、小学生になると同時に公務員を辞め、ゆっくり育児に向き合うつもりでいたのですが、結局頻繁に空を飛ぶ毎日となってしまいました。

長女が小学校を卒業する時の作文で、「お母さん、いつも一生懸命働いて、旅行にも連れて行ってくれてありがとう。お父さん、いつも面倒を見てくれてありがとう」と書いていたので、他の親御さんたちの手前、恥ずかしくなりました。

それでも、働く母を当たり前のように娘たちが見ていてくれることは、嬉しくもあります。旅が好きで、医師という仕事にも誇りを持って、ある意味趣味と実益を兼ねて飛び回るようになった妻を支え、兼業主夫として娘たちの面倒をみてくれている夫にも感謝しています。この本の完成を一番楽しみにしてくれていたようで、多忙な仕事の中、なかなか執筆が進まず挫けそうになるのを励ましてくれました。

そして、私を信頼して仕事を任せ、そして一緒に医療に向き合う、同僚の医師や看護師をはじめとした、すべての病院のスタッフの方々にも感謝します。

最後までお読みいただき、ありがとうございました。

令和6年2月吉日

渡辺由紀子

Profile

渡辺由紀子

Yukiko Watanabe

消化器内科医、内科医、総合臨床医、日本医師会認定産業医。医学博士(国際感染症学)。 東京生まれの埼玉育ち。中高は都内女子校に通う。19歳、12歳、7歳差の姉妹の母。防衛医大を卒業後、大学病院や陸上自衛隊衛生隊、医務室等で、総合臨床や健診、胃カメラなどの業務を通して、長年、自衛官の健康管理に従事。同大大学院では国際感染症学(免疫学)の研究を行い、医学博士号を取得した。 2017年に防衛省を退職し、フリーランス医師の道へ。 現在は、僻地医療をライフワークとして、北海道各地から九州の離島まで、全国を飛び回っている。

空《そら》飛《と》ぶドクター

ママさんフリーランス医師《いし》の僻地《へきち》医療《いりょう》奮闘記《ふんとうき》

渡辺《わたなべ》由紀子《ゆきこ》 著

2024年3月3日　初版発行

発行者　磐崎文彰

発行所　株式会社かざひの文庫
〒110-0002　東京都台東区上野桜木2-16-21
電話／FAX 03(6322)3231
e-mail：company@kazahinobunko.com
http://www.kazahinobunko.com

発売元　太陽出版
〒113-0033　東京都文京区本郷3-43-8-101
電話 03(3814)0471　FAX 03(3814)2366
e-mail：info@taiyoshuppan.net
http://www.taiyoshuppan.net

印刷·製本　モリモト印刷

出版プロデュース　谷口 令
編集協力　スギ タクミ
カバーイラスト　仲川麻子
装丁　藤崎キョーコデザイン事務所

ISBN978-4-86723-146-3